DE L'ATAXIE

VASO-MOTRICE

DE SON DIAGNOSTIC

DE LA

MÜLTIPLICITÉ DE SES CAUSES

DES MALADIES

QUE PEUVENT ENGENDRER SES LOCALISATIONS ET DE LA DIVERSITÉ DES
ÉTATS FÉBRILES SYMPTOMATIQUES QUI PEUVENT EN RÉSULTER.

DE SON TRAITEMENT

ET DE CELUI DES MALADIES QUI EN DÉRIVENT

PAR

E. FABRE

Docteur de la Faculté de Paris, Médecin de l'Hospice
de Revel (Haute-Garonne).

TOULOUSE

IMPRIMERIE J.-M. PINEL

Place Lafayette, 5.

—

1880

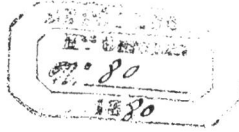

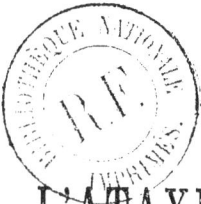

DE

L'ATAXIE VASO-MOTRICE

DE SON DIAGNOSTIC.

DE

L'ATAXIE VASO-MOTRICE

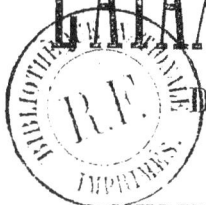

DE SON DIAGNOSTIC

DE LA

MULTIPLICITÉ DE SES CAUSES

DES MALADIES

QUE PEUVENT ENGENDRER SES LOCALISATIONS ET DE LA DIVERSITÉ DES
ÉTATS FÉBRILES SYMPTOMATIQUES QUI PEUVENT EN RÉSULTER.

DE SON TRAITEMENT

ET DE CELUI DES MALADIES QUI EN DÉRIVENT

PAR

E. FABRE

Docteur de la Faculté de Paris, Médecin de l'Hospice
de Revel (Haute-Garonne).

TOULOUSE

IMPRIMERIE J.-M. PINEL

Place Lafayette, 5.

1880

AVANT-PROPOS

———

Ce travail, écrit pendant que j'exerçais la médecine à la campagne, est le résumé d'un groupe
d'idées, basées sur des résultats pratiques incon-
testables. Eloigné le plus souvent de mes malades,
que je ne pouvais suivre comme le font ceux qui
exercent dans une grande ville ou dans un hôpital;
éloigné aussi de tout centre médical, n'ayant par
conséquent à ma disposition qu'un nombre très-
restreint d'ouvrages se rapportant de loin à l'affection que j'étudiais, je n'ai pu mettre à ce mémoire toute la précision que j'aurais voulu lui
donner.

Envisageant un certain nombre de maladies à
un point de vue entièrement nouveau, je m'expose
peut-être à ce qu'on m'objecte d'avoir émis certaines idées qui demandent encore à être corro-

borées par des faits plus précis ; mais l'expérience démontrera que, si les opinions que j'avance sont sujettes à discussion, elles donnent cependant satisfaction au raisonnement ; du reste, en ce qui concerne le traitement général et local des maladies, ces manières de voir se trouvent en concordance parfaite avec les idées reçues en pathologie générale.

Malgré la meilleure volonté, je n'ai pu rattacher cette affection à aucune maladie générale déjà connue, j'ai donc été obligé de la désigner avec un nom nouveau ; après avoir bien réfléchi, j'ai conclu que la désignation, d'*ataxie vaso-motrice*, était celle qui s'appliquait le mieux à l'état morbide que je voulais décrire.

Dans le courant de ce travail, je démontrerai que pour les nombreux cas où les maladies sont sous la dépendance de cette affection générale, la thérapeutique employée dès le début devra être des plus actives, afin d'arriver, si c'est possible, à enrayer le développement de ces maladies. En raison de la fréquence de l'ataxie vaso-motrice, cette démonstration aura des résultats pratiques considérables, au moins pour la contrée dans laquelle j'exerce.

E. FABRE.

DÉFINITION

———

J'appelle ataxie vaso-motrice, et on désigne quelquefois dans le pays, sous le nom de *malfondement*, une maladie générale, à symptômes très-variables, qui paraît être constituée par le désordre nerveux de l'appareil vaso-moteur. L'influence de cette affection est considérable sur le développement d'un grand nombre de maladies ; sa marche obscure et insidieuse fait que son existence dans l'organisme peut être facilement méconnue.

Si cette maladie générale, telle que je la comprends, n'a pas été, jusqu'ici, considérée comme une entité morbide bien définie, c'est qu'on l'a confondue ordinairement avec la fièvre larvée d'origine maremmatique. Si les auteurs ne l'ont pas décrite, c'est qu'ils n'ont pas songé à l'isoler, en la débarrassant du cortège très-variable de complications qui l'accompagnent, pour ne laisser ressortir que les symptômes les plus constants, qui servent à la caractériser et à la reconnaître.

Pendant longtemps, je n'ai vu que les résultats du traitement que j'appliquais d'une manière empirique, sans bien me rendre compte des causes que j'avais à combattre ; puis, peu à peu, voyant que certains symptômes se reproduisaient d'une manière presque constante, et se trouvaient guéris par le même traitement, j'ai fini par reconnaître l'existence d'une maladie générale, que j'étais tenté, en raison de sa ressemblance, de mettre sous la dépendance de la fièvre intermittente. Mais je me suis bientôt aperçu que, quoique pouvant donner naissance à certains symptômes ayant plusieurs points de contact avec la maladie palustre, cette affection en différait cependant par bien des points, et ne devait pas être confondue avec elle. Ce qui me confirme dans cette manière de voir, c'est que, dans le pays où j'exerce, l'ataxie vaso-motrice est extrêmement commune, ainsi que les divers états fébriles symptomatiques qui dérivent de ses localisations multiples ; tandis qu'au contraire la fièvre intermittente simple ne se rencontre jamais. Il est, je crois, utile de réagir contre cette tendance générale, qui consiste à rattacher à l'influence maremmatique sous le nom de fièvres larvées, la plupart des maladies, dès qu'il est possible d'entrevoir chez elles des traces de périodicité. Je sais qu'afin de relier l'affection que je décris à la fièvre intermittente, on pourrait m'objecter que si les marais n'existent pas à la surface du sol, ils existent à l'état souterrain ; il n'en est rien, car la couche d'eau, si elle existe, dans certaines localités où j'exerce, se trouve à de trop grandes profondeurs, pour que ses émanations soient

susceptibles de donner naissance au miasme paludéen.
La seule explication qui, dans notre pays, aurait quelque valeur pour rattacher l'origine de l'affection à celle
de la fièvre intermittente, serait d'attribuer son développement à une cause beaucoup plus générale qui se
trouve à peu près partout, et qui ne serait autre que
les émanations des terres argileuses en culture ; mais
les observations recueillies à la fin de ce mémoire feront
voir que l'étiologie de cette affection doit être attribuée
à des causes physiques ou morales beaucoup plus diverses.

Les fièvres symptomatiques qui se développent à la
suite des localisations multiples dépendant de l'affection
que je décris, sont extrêmement variables, mais elles
prennent ordinairement la forme rémittente. Ces fièvres
ont alors beaucoup de traits de ressemblance avec les
fièvres rémittentes que le docteur Béringuier observait
à Rabastens (Tarn), en les attribuant aux émanations
des terrains argileux en culture.

Il est bon de faire remarquer que cet observateur
rencontrait ces fièvres dans un pays où existe la fièvre
intermittente simple à l'état endémique, laquelle ne se
trouve pas dans les localités où j'exerce. Je crois que
le docteur Béringuier, comme beaucoup d'autres obser-
vateurs exerçant dans un milieu palustre, pourrait bien
avoir eu le tort d'attribuer toujours à la cause maremmatique le développement de toutes les maladies à
symptômes périodiques qu'il avait à observer, et de
ne pas distinguer les fièvres rémittentes ou pseudo-
continues d'origine palustre, des fièvres rémittentes ou

pseudo-continues symptomatiques dépendant des localisations de l'affection. Les causes pouvant donner naissance à l'ataxie vaso-motrice et à la fièvre intermittente larvée, pouvant se trouver réunies en un même lieu, ont singulièrement facilité la confusion entre deux maladies dont la marche et le traitement avaient déjà de si nombreux points de ressemblance. L'exclusion de la fièvre intermittente simple du milieu où j'exerce, et les observations bien précises que j'ai eu à recueillir concernant les causes diverses ayant servi au développement de l'ataxie vaso-motrice, m'ont convaincu que cette dernière était complètement indépendante de l'intoxication palustre.

La multiplicité des causes de cette affection, son indépendance absolue de la fièvre intermittente, enfin les nombreux états fébriles symptomatiques auxquels ses localisations peuvent donner naissance, m'ont fait une obligation de laisser de côté le nom de fièvre larvée, que par une confusion regrettable on donne souvent à cette affection. Cette désignation d'ataxie vaso-motrice a l'avantage de permettre de considérer les divers états fébriles résultant des localisations que cette maladie générale entraîne sur les organes, comme des états fébriles symptomatiques des localisations morbides d'une même affection, et en même temps de pouvoir grouper sous sa dépendance un grand nombre d'états morbides, que les anciens, en raison de la particularité des symptômes qui les accompagnaient, considéraient comme autant d'entités fébriles distinctes, auxquelles ils ne pouvaient soupçonner aucune sorte de parenté.

Parmi les causes susceptibles d'aider au développement de l'ataxie vaso-motrice, l'influence de l'automne et surtout celle du printemps sont celles qui dominent. Mais, je me hâte de le dire, ce n'est pas parce que, dans ces deux saisons, on trouve le plus souvent réunies les deux conditions de chaleur et d'humidité qui sont surtout nécessaires au développement du miasme palustre ; c'est plutôt parce que l'impression déterminée sur le corps par le passage subit du chaud au froid est susceptible de déterminer des perturbations nerveuses profondes, qui retentissent immédiatemént sur la circulation et le jeu des organes. La situation géographique de notre pays entre les deux mers, son voisinage des Pyrénées et de la montagne noire, expliquent les variations thermométriques brusques auxquelles il est soumis pendant ces deux saisons intermédiaires. Les alternatives de chaud et de froid, étant de toutes les causes la plus générale, il en résulte que c'est cette cause qui manifeste le plus son influence pour aider au développement de l'affection. Toutes les impressions physiques ou morales qui affectent vivement le système nerveux, pouvant déterminer le désordre des fonctions de l'appareil vaso-moteur, les impressions vives déterminées par les écarts brusques de température agissent de la même manière. Ce désordre de l'innervation vaso-motrice paraît servir de point de départ aux troubles plus ou moins profonds de la circulation et de la nutrition des organes, et semble constituer ainsi la période prodromique d'un grand nombre de maladies. Ces troubles circulatoires sont caractérisés principalement au début par une très-grande irrégularité et une mobilité extrême des symptômes.

Les variations brusques de température étant la cause la plus commune du développement de l'affection, il est facile de voir que l'état morbide désigné par le professeur Fuster, de Montpellier, sous le nom d'affection catarrhale, rentre dans le cadre de l'ataxie vaso-motrice. Cette affection catarrhale, que son nom ne sépare pas assez de l'idée d'écoulement d'humeur (κατα en bas, ρεω je coule) forme, eu égard à la multiplication de la cause morbide, l'une des branches les plus importantes de l'affection que j'étudie.

Comme pour la fièvre des marais, le sulfate de quinine constitue la base du traitement. Lorsque cette affection est encore exempte de localisations morbides fixes, le traitement agit avec la même sûreté que dans la fièvre intermittente, et exerce une véritable action abortive sur les maladies secondaires en voie de formation. Au contraire, lorsqu'une localisation morbide ayant un certain caractère de fixité a lieu sur un organe, son action est beaucoup plus difficile à apercevoir et plus lente à se montrer en raison de la lésion déjà produite. Le temps est alors indispensable pour guérir cette dernière. Mais l'action du sulfate de quinine, sauf quelques contre-indications dont je parlerai plus tard, n'est pas moins utile, car il limite la lésion en enrayant sur place l'influence désorganisatrice des poussées ou des accès locaux successifs qu'entraîne avec elle l'affection.

L'ataxie vaso-motrice, par la variabilité de ses loca-

lisations sur les divers organes, donne naissance, tantôt
à un état fébrile à forme intermittente, irrégulière, très-
difficilement perceptible, tantôt à un état fébrile à
forme rémittente dont les exacerbations sont souvent
mal réglées et irrégulières.

Dans les deux tiers des cas environ, je n'ai trouvé
des traces de périodicité qu'à une époque ordinairement
plus avancée de l'évolution de cette affection. Le
mouvement fébrile m'a paru tantôt augmenter en raison de la recrudescence des symptômes, tantôt, au
contraire, il m'a semblé ne plus être en relation avec
les phénomènes morbides observés. D'une manière générale, la fièvre m'a paru être l'écho des désordres
vasculaires dont les organes sont le siège. A mesure
que les lésions locales deviennent plus profondes et
plus fixes, ou que les organes affectés ont une plus
grande importance, cette dernière m'a paru chercher à
abandonner peu à peu la forme rémittente qui est la plus
commune, pour devenir continue. Lorsque le mouvement
fébrile est très-intense, les exacerbations deviennent
en effet beaucoup plus difficiles à apprécier. Quant à
ces dernières, tantôt elles se reproduisent d'une manière périodique, tantôt elles n'ont rien de régulier dans
leur retour. Enfin, sans manifestations fébriles appa-
rentes, il arrive souvent que l'ataxie vaso-motrice continue, sous forme de poussées congestives locales et
d'une manière plus ou moins sourde et insidieuse, à
lutter contre l'organisme.

Isolée de ses complications et bien diagnostiquée,
l'ataxie vaso-motrice guérit par un traitement en quelque sorte spécifique; méconnue, au contraire, parce

qu'elle est le plus souvent enchevêtrée au milieu de
complications plus ou moins disparates, elle peut donner naissance à une multitude de maladies qui sûrement auraient pu être évitées par un traitement éner-
gique de l'affection primitive. L'expérience et le résultat
du traitement m'ont conduit à admettre que, dans notre
pays, un grand nombre d'inflammations, qui existent
sans contredit aussi à l'état simple et en dehors de toute
influence primitive, n'étaient, dans un grand nombre
de cas, que de simples localisations de l'affection. Je
suis arrivé aussi à reconnaître que, pour guérir promp-
tement, ces maladies secondaires nécessitaient non-seulement le traitement local des organes affectés, mais
avant tout le traitement de l'affection primitive. Ce mode
de procéder, conforme d'ailleurs aux données fournies
par la pathologie générale, m'a procuré souvent des
succès rapides, alors que les maladies affectant des
allures graves seraient arrivées presque sûrement à
une terminaison funeste, si j'avais persisté à vouloir les
combattre sans me préoccuper de l'état général. De pareils résultats m'ont paru assez intéressants pour que
j'aie cru devoir attirer l'attention des médecins sur ce
mode particulier d'envisager et de traiter un grand nombre de maladies, dès qu'il est possible d'entrevoir l'existence, souvent cachée, de l'affection dont je cherche à
faire ressortir l'importance. En résumé, le résultat pratique de l'admission de l'ataxie vaso-motrice comme
entité morbide, permet de faire avorter au début un
grand nombre de maladies qu'elle est en voie de développer. Lorsque ces maladies sont établies, son traitement les simplifie, en empêchant de nouvelles poussées

sur les organes malades et des désordres nouveaux sur les organes qui ne sont pas encore atteints. La médication quinique paraît agir en régularisant l'action du grand sympathique et par suite la circulation. Ce résultat obtenu et l'équilibre rétabli, la guérison des lésions locales s'opère plus ou moins vite à l'aide d'une thérapeutique de symptômes souvent très-peu active.

Sans admettre l'existence d'une entité morbide spéciale, et en prenant seulement pour guide l'expérience, la plupart des médecins font un usage extrêmement fréquent du sulfate de quinine qu'ils administrent le plus souvent d'une manière empirique. Voici, du reste, comment M. le professeur Hirtz apprécie son action dans une foule de maladies : « L'action physiologique de cette substance, malgré son emploi quotidien par tous les médecins de tous les pays et presque aujourd'hui dans toutes les maladies, ne présente pas un seul caractère physiologique qui puisse diriger ou justifier rationnellement son emploi. C'est par l'expérience, c'est par l'analogie de sa merveilleuse et incomparable action contre la fièvre paludéenne que sa fortune s'est faite et se maintient. Son emploi s'est étendu à toutes les pyrexies. Nous le croyons particulièrement indiqué dans le cas où la chaleur joue un rôle secondaire et où le système nerveux domine la scène, dans les formes ataxiques spéciales et dans les fièvres qui présentent un caractère de rémission plus ou moins prononcé » (1).

(1) Hirtz, Dictionnaire de médecine et de chirurgie pratiques tome 14, art. fièvre.

L'admission de l'ataxie vaso-motrice comme entité
morbide servira donc à combler une lacune, car elle
donnera la clef du traitement d'un certain nombre de
maladies contre lesquelles on n'avait jusqu'ici eu pour
guide aucune indication rationnelle. La mise en relief
des principaux symptômes qui servent à la diagnostique constituera la partie la plus importante de mon
travail.

DIAGNOSTIC

L'ataxie vaso-motrice a des symptômes qui varient avec ses localisations, sa gravité, ses périodes, la diversité des milieux et des individus; mais, sous ses apparences protéiformes, on découvre cependant en l'observant de près des symptômes caractéristiques que nous nous efforcerons de faire ressortir.

La vue seule d'un certain nombre de malades suffit pour démontrer que le fond de l'affection consiste, ainsi que je l'ai dit tout-à-l'heure, dans le désordre de l'appareil nerveux vaso-moteur, et les troubles circulatoires qui en résultent expliquent, jusqu'à un certain point, les phénomènes les plus variés qui peuvent se présenter dans le cours d'une pareille affection.

Parmi ces derniers, il en est que l'on retrouve presque toujours, surtout au début; ce sont ces symptômes, plus ou moins constants, qui, dans leur ensemble, doivent servir à établir le diagnostic.

Le caractère le plus constant, celui qui paraît le premier et persiste pendant tout le cours de l'affection, est constitué par un *état de faiblesse générale*, qui peut apparaître subitement ou graduellement. Il existe un état de paresse maladive qui contraste souvent avec les habitudes de travail et d'activité qu'avaient ordinairement les malades. Ils disent qu'ils sont fatigués, mal en train, sans pouvoir encore préciser ce dont ils souffrent. Ces symptômes plus ou moins vagues semblent quelquefois augmenter à certaines heures ; en effet, il n'est pas rare de voir ces malades se plaindre d'être plus fatigués tantôt le matin, tantôt le soir, ou dans la nuit. Mais s'ils ont pu indiquer approximativement les heures où commence et où finit ce malaise, souvent le lendemain ces heures se trouvent complètement changées. Très-rarement, au début, le médecin peut trouver une périodicité bien réglée. Certains malades attribuent quelquefois le commencement ou la fin de leur malaise à des causes plus ou moins variables suivant les individus. Ce sont tantôt les repas, certains travaux, ou d'autres causes se reproduisant elles-mêmes à des intervalles plus ou moins périodiques. Quelquefois, au lieu d'un simple malaise, les malades accusent une douleur névralgique, ou tout autre symptôme qui diffère avec chaque individu. Plus tard, lorsque l'ataxie vaso-motrice a localisé son action sur un ou plusieurs organes, en un mot lorsqu'une maladie secondaire ayant une forme aiguë a pu se développer, on trouve des redoublements quotidiens qui se reproduisent avec plus de régularité.

La physionomie est triste et abattue, les malades sont plus pâles qu'à l'ordinaire, le regard est terne et souffreteux ; cependant à certains moments il semble s'animer. En été, la pâleur est ordinairement plus marquée ; souvent même, dans cette saison, la face prend une teinte légèrement ictérique. A certains moments cependant il existe sur les joues de ces malades une teinte rosée plus ou moins fiévreuse. Ces changements brusques de coloration, qui ont lieu dans la même journée, dénotent les désordres qui se produisent dans la circulation de la face. Si, à cette période, on cherche à expliquer les causes de la faiblesse qui domine dans l'organisme, on les trouve dans les troubles nutritifs qui existent déjà dans le système musculaire, sous l'influence des troubles circulatoires qui caractérisent l'affection. L'irrégularité de la circulation et de la nutrition des organes suffit pour troubler les échanges normaux qui s'effectuent entre le sang et les tissus ; aussi la contractilité, développée sous l'influence de ces échanges incomplets, s'épuise facilement, et le malade se sent fatigué dès qu'il s'impose le moindre travail musculaire. Jusque-là, si l'affection ne date que d'un petit nombre de jours, le sang ne paraît pas avoir éprouvé encore une modification très-profonde ; ce serait le système nerveux qui serait encore plus particulièrement affecté, car, à cette période, les malades reprennent rapidement leurs forces, dès que la circulation a pu être régularisée au moyen de quelques doses de sulfate de quinine. L'ataxie vaso-motrice peut exister à l'état aigu et à l'état chronique ; dans ce dernier cas, lorsqu'elle existe chez la femme, elle constitue la chlorose des auteurs ; c'est dire alors, à l'exemple de Trousseau, Auphan et Durand Fardel, que la chlorose est une névrose générale, peut-être même spéciale du grand sympathique, accompagnée ou suivie d'anémie. La diminution du nombre des globules paraît en effet consécutive à la longueur des souffrances qu'éprouve l'organisme, lorsqu'il est en proie à l'ataxie vaso-motrice. Cette manière d'envisager la chlorose fait qu'avant d'administrer le fer aux chlorotiques, je commence d'abord par régulariser l'action des nerfs vaso-moteurs en faisant prendre, pendant cinq ou six jours, 0,80 centigrammes du sulfate de quinine à mes malades; après quoi je donne le fer pour soutenir la médication. J'affirme qu'en maintes circonstances il m'est arrivé de guérir rapidement, avec le sulfate de quinine seul et l'alimentation, des chloroses qui avaient résisté pendant de longs mois à l'action des ferrugineux employés sous toutes les formes. Je dois ajouter que, dans ces cas, il ne s'agissait nullement de chloroses se rattachant à l'intoxication paludéenne.

L'ataxie vaso-motrice peut quelquefois borner à cette faiblesse générale les désordres qu'elle entraîne dans l'économie, mais il vient presque toujours s'ajouter de nouveaux symptômes parmi lesquels l'*embarras gastrique* est un des plus constants. On m'objectera peut-être que je prends ici l'effet pour la cause, et que les désordres observés ne sont que la conséquence de l'embarras gastrique; il n'en est rien; et ce qui le prouve, c'est que quelquefois l'ataxie vaso-motrice existe sans embarras gastrique et peut être guérie avec le sulfate de quinine seul sans le secours des vomitifs. D'autres fois, au contraire, l'embarras gastrique existant concurremment avec l'affection, est guéri par les vomitifs, et cependant

les symptômes caractérisant l'affection par leur ensemble, persistent encore ; et ces derniers ne disparaissent
que lorsque le sulfate de quinine a été administré.
Lorsque l'embarras gastrique existe dans le cours de
l'affection , il doit généralement être considéré comme
le résultat d'une localisation, sur la muqueuse de l'estomac , des troubles circulatoires variés qui appartien-
nent à cette dernière. Les symptômes qui accompagnent
l'embarras gastrique simple ressemblant à ceux de l'embarras gastrique résultant de l'ataxie vaso-motrice, il
devient difficile de décider si l'on doit s'en tenir à l'emploi
seul des vomitifs , et si le sulfate de quinine est inutile.
Dans ce cas, l'ensemble des symptômes devra décider, et
en cas de doute, comme les maladies secondaires de l'a-
taxie vaso-motrice se développent quelquefois avec une
très-grande rapidité, il vaudra mieux agir avec excès
de prudence, et s'exposer à donner le sulfate de quinine
sans nécessité. Ce traitement aura l'avantage de dé-
truire l'influence désordonnée de l'affection , si par hasard elle existe, et de mettre les autres organes à l'abri
de complications nouvelles. En agissant ainsi, depuis
plusieurs années , j'ai vu à peu près disparaître de la
pratique, en les faisant avorter au début, un certain
nombre de maladies graves, accompagnées d'états
fébriles rémittents, symptomatiques de lésions secondaires à l'affection que je décris. J'affirme que depuis
que je suis arrivé à isoler cette affection et à la traiter,
ces maladies sont devenues extrêmement rares , et je
ne les vois reparaître que lorsque , par une cause quelconque , le malade n'a pas été soumis à une pareille

pratique. Aujourd'hui j'en agis toujours ainsi, afin de n'être pas exposé à avoir à me reprocher plus tard, d'avoir laissé prendre à bien des maladies, un caractère de longueur et de gravité qu'il eut été en mon pouvoir d'enrayer au début. Le prix élevé du médicament est le seul inconvénient d'une pareille médication, quand il s'agit de la médecine des pauvres.

Lorsque l'embarras gastrique existe, il se produit à des degrés différents ; tantôt il y a simple diminution de l'appétit, tantôt inappétence complète. D'autres fois les désordres de l'estomac étant simplement de nature nerveuse, déterminent des désirs ou des répulsions bizarres pour certains mets. Dans des cas rares, l'appétit persiste, l'embarras gastrique fait défaut, et l'affection doit être diagnostiquée avec l'aide des autres symptômes seulement. Lorsqu'il y a de l'embarras gastrique, la langue est plus ou moins blanche ou jaunâtre et a pour caractère à peu près constant d'avoir la muqueuse de la pointe un peu plus rouge que ne l'est celle des parties voisines. Cette teinte variable du rose tendre au rouge un peu plus accusé, s'avance ordinairement de près d'un centimètre sur la partie supérieure de cet organe. L'embarras gastrique à forme muqueuse domine ordinairement en hiver, tandis que la forme bilieuse existe presque toujours en été.

La constipation au début est presque la règle ; elle est quelquefois très-opiniâtre et nécessite l'emploi fréquent des laxatifs et des lavements ; quelquefois cependant les selles sont normales. La diarrhée ne se produit jamais au début, et si plus tard elle survient, c'est à titre

de complication secondaire, quand l'affection principale a déterminé une poussée congestive sur l'intestin,
ce qui n'arrive que dans quelques cas seulement, lorsque l'affection primitive n'a pas été traitée en temps
opportun. Dans la forme chronique, qui constitue la chlorose chez la femme, on trouve à peu près toujours la
constipation ; quelquefois cependant les selles n'éprouvent aucun dérangement. Dans ce cas, la diarrhée est
plus rare que dans les cas aigus, parce que les congestions qui ont lieu sur l'intestin comme celles qui ont
lieu sur les autres organes, sont moins énergiques. Dans
l'ataxie vaso-motrice à l'état aigu, qui se rencontre
ordinairement chez les individus vigoureux et sanguins,
il peut se faire, si le traitement n'intervient pas assez à
temps pour enrayer la marche de l'affection, qu'une
poussée congestive ayant lieu sur l'intestin, arrive jusqu'à l'inflammation, et que cette dernière intéressant
l'intestin d'une manière plus ou moins profonde, par-
vienne jusqu'aux glandes de Peyer. Dans ce cas, celles-
ci s'enflamment à leur tour, finissent par s'ulcérer et
suppurer, les vaisseaux lymphatiques qui aboutissent à
ces glandes participant à cette inflammation, se désor-
ganisent, se déchirent, et dès lors une voie est ouverte
à l'absorption des matières purulentes et putrides qui
se trouvent à la surface de l'intestin. Comme on le
voit, le malade finit par se trouver sous le coup d'une
véritable intoxication analogue à celle qui se développe
dans le cas de fièvre typhoïde ayant pris naissance sous
l'influence de toute autre cause, extérieure à l'organisme. Ainsi, de complication en complication, un état

typhoïde peut se développer, et le mouvement fébrile pseudo-continu qui l'accompagne devient difficile à différencier de la fièvre typhoïde. Dans ce cas particulier où la maladie s'est localisée sur l'intestin, la règle générale qui consiste à s'attacher avant tout à combattre l'affection primitive par le sulfate de quinine, se trouve en présence d'une contre-indication résultant de l'action topique irritante du sulfate de quinine sur l'intestin malade. Ce sel, administré lorsque la diarrhée existe, est souvent nuisible : il faut donc, au moyen d'autres médicaments, tâcher de modifier préalablement la surface de l'intestin avant de l'employer ; ou bien, si l'on se hasarde à le prescrire, surveiller attentivement son action, car j'ai remarqué que si dans quelques cas il pouvait être utile, le plus souvent, par son contact avec la muqueuse intestinale enflammée, il exaspérait la maladie.

Dans quelques cas, très-rares cependant, lorsque l'inflammation de l'intestin n'en affecte que les dernières parties, le gros intestin par exemple, le sulfate de quinine peut être administré sans inconvénient par suite de l'absorption complète de ce sel avant qu'il ne se trouve en contact avec la partie malade. J'ai eu à soigner deux cas d'ataxie vaso-motrice dans lesquels le gros intestin était probablement seul intéressé ; il existait une diarrhée qui, chaque jour, se produisait aux mêmes heures et disparaissait le reste de la journée. Le sulfate de quinine eut facilement raison de ces deux cas. Lorsque l'intestin est enflammé, le bromhydrate de quinine en injections hypodermiques peut être utile;

mais quoique son emploi soit plus facile que celui du
sulfate de quinine, il sera cependant difficile de le vul-
gariser dans la pratique, à cause de la répugnance
qu'éprouvent les malades pour ces injections.

En dehors de cette sensation de faiblesse générale
dont j'ai parlé tout-à-l'heure, les systèmes nerveux et
musculaire étant soumis à des troubles circulatoires
plus ou moins intenses, peuvent, sous l'influence de
poussées congestives variables en intensité, être le siège
de sensations douloureuses plus ou moins violentes qui
peuvent exister aux différentes parties du corps. *Sous
forme de douleurs rhumatoïdes ou névralgiques*, tous les
muscles, tous les nerfs, peuvent être plus ou moins affectés. De toutes les névralgies, celle du tréfacial est
celle que j'ai trouvé la plus commune. Les membres
supérieurs et inférieurs, la tête, le tronc, l'abdomen
peuvent être le siège de douleurs tantôt extrêmement
vives, tantôt à peine perceptibles. Les applications locales
de sangsues ou les révulsifs les calment assez facilement,
mais ce n'est ordinairement qu'une trève momentanée,
et si la douleur ne reparaît pas au même point, elle ne
tarde pas à se faire sentir sur d'autres parties du corps.
Aucune médication ne paraît avoir sur elle d'action
aussi sérieuse et aussi durable que la médication quinique. Ces douleurs reviennent par accès, et de même
que les alternatives de contraction et de dilatation des
capillaires qui les produisent, elles sont, au début surtout, extrêmement mobiles ; à une époque plus avancée
elles affectent souvent dans leur retour une certaine périodicité. Dans la plupart des cas, au début principa-

lement, il n'y a rien de régulier dans l'apparition de
ces douleurs. Ces sensations douloureuses sont produites au début par de simples congestions qui arrivent
quelquefois à constituer de véritables inflammations.
Dans ce dernier cas, ces douleurs prennent un caractère de fixité qui peut donner le change au médecin et
lui faire croire à l'inflammation simple de certains organes, existant en dehors de toute influence générale
primitive. Aussi, si ce dernier n'est pas sur la trace de
l'affection qui poursuit le malade, il peut se borner à
un traitement local qui soulage momentanément, mais
bientôt de nouvelles poussées congestives, de nouveaux
accès locaux, font que ce calme n'est pas de longue
durée. Au contraire si, par les symptômes généraux,
il reconnaît qu'il a affaire à une maladie développée sous
l'influence de l'ataxie vaso-motrice, les antiphlogistiques
ou les révulsifs contre la maladie locale, et le sulfate de
quinine contre l'affection générale, donnent une guérison certaine et durable. Le plus souvent même, le spécifique seul suffit en très-peu de temps pour débarrasser
le malade de douleurs violentes, alors que déjà plusieurs médications avaient été impuissantes.

Un autre symptôme à peu près constant consiste
dans l'apparition plus ou moins intense et répétée de
sensations de froid et de chaleur. Ces sensations sont cons-
tituées par des *frissons alternant le plus souvent avec des
bouffées de chaleur, des suffocations ou de la sueur.* Ces
frissons, ces bouffées de chaleur et ces sueurs apparaissent d'une façon irrégulière, tantôt sur le corps tout
entier, tantôt sur une région, tantôt sur l'autre. Dans

certains cas, ces symptômes sont extrêmement intenses, dans d'autres ils sont à peine sensibles, quelquefois
même ils paraissent faire complètement défaut, ou passent inaperçus. La chaleur, le frisson ou la sueur peuvent être si peu marqués que ce n'est qu'en interrogeant
les malades avec insistance que l'on finit par appren-
dre qu'à certains moments ces derniers ont besoin ou
bien de s'alléger, ou bien d'augmenter l'épaisseur de
leurs vêtements ou de leurs couvertures. Il n'y a rien
de régulier dans ces alternatives de frisson, de chaleur
et de sueur. Ces sensations peuvent se produire une,
deux ou trois fois par jour, comme on peut les voir survenir à chaque instant ; par contre, on peut ne les voir
apparaître qu'à plusieurs jours d'intervalle. Au début
de l'affection, il est rare que l'on trouve des symptômes
périodiques. Chez quelques très-rares malades, ces alternatives de frisson, de chaleur et de sueur peuvent
n'être pas accusés ; cependant on retrouve presque toujours l'une ou l'autre de ces sensations. Quelques malades se plaignent d'avoir tout d'un coup une partie du
corps en pleine transpiration, tandis qu'il existe dans
une autre partie un froid très-sensible. Chez certains,
j'ai vu la face baignée de sueur, tandis que les pieds
étaient très-froids ; chez d'autres, la moitié de la poitrine était mouillée, tandis que l'autre moitié était sèche. D'autres avaient une moitié de la face, les poignets
et les bras en transpiration, tandis que l'autre moitié
et les extrémités inférieures étaient froides. D'une manière générale, on peut dire cependant que ces bizarreries
se trouvent beaucoup moins accusées. Rarement il existe

un froid et une chaleur aussi intenses que dans l'accès
de fièvre intermittente simple ; mais dans quelques
cas, très-rares il est vrai, on voit l'un de ces symptômes
apparaître avec une violence inouïe, et un accès pernicieux enlever rapidement le malade. Par suite d'une
sorte de coïncidence, il arrive quelquefois que le froid,
la chaleur et la sueur, qui jusque-là s'étaient produits
d'une manière complètement irrégulière, se succèdent
avec la même régularité que dans l'accès de fièvre intermittente ; mais si ce fait se rencontre une fois
dans le cours de l'affection, il est rare qu'on le
trouve une seconde. A peu près toujours, les phénomènes relatifs au froid, à la chaleur et à la sueur sont
moins réguliers et moins généralisés que dans la fièvre
intermittente simple, et ce qui domine avant tout dans la
succession de ces trois symptômes, c'est l'irrégularité.
La chaleur apparaît ordinairement d'une manière subite
et comme par bouffées ; elle est ordinairement modé-
rée, quelquefois même à peine sensible chez certains
malades ; quelquefois cependant elle peut devenir intolérable, et déterminer dans certains points une sensation de brûlure intense. Il est probable que, dans ce
cas, les troubles circulatoires se trouvent localisés sur
les vaisseaux nutritifs appartenant à quelque rameau ou
à quelque branche nerveuse, dont la simple congestion
donne lieu à une névralgie et l'inflammation à une névrite.

Presque tous les malades se plaignent d'éprouver un
certain *bruit dans les oreilles*, qu'ils comparent à un son
de cloches ou à un vent très-violent. D'autres croient
entendre le cricri du grillon, ou bien le bruit que fait

le frelon en volant. On sait que le sulfate de quinine détermine des bourdonnements analogues. Chez les malades qui se trouvent sous l'influence de l'ataxie vaso-motrice, ce sel exaspère encore ces bruits morbides; mais en guérissant l'affection, il débarrasse l'organisme de tous ces bruits qui cessent de se faire entendre dès qu'il n'est plus fait usage du médicament. Ordinairement, l'augmentation de ces bruits, sous l'influence du sel quinique, étonne les malades, qui croient alors avoir affaire à une exaspération de leur maladie; mais si on les interroge sur l'état de leurs forces, de leur digestion, de leur sommeil, ils répondent cependant qu'ils sont moins faibles, qu'ils mangent et dorment mieux. Il est nécessaire, dans ce cas, que le médecin encourage ces malades et qu'il leur persuade que ces bruits disparaîtront lorsqu'ils cesseront de faire usage du médicament.

Du côté de l'organe de la vision, il existe aussi des troubles plus ou moins caractéristiques. Les plus communs consistent dans un *affaiblissement momentané de la vue*, que les malades comparent à la sensation du *passage d'un brouillard devant les yeux*. Ce brouillard, plus ou moins intense, semble, à certains moments, venir tout d'un coup obscurcir les objets, puis disparaître instantanément. Il n'y a rien de régulier dans l'apparition de ce symptôme qui peut se présenter à toute heure de la journée, une ou plusieurs fois par jour, comme aussi très-rarement, et à des intervalles beaucoup plus éloignés. D'autres malades se plaignent de picotements aux yeux ou aux paupières, mais ce cas est beaucoup plus rare.

Il existe ordinairement des *palpitations de cœur* plus ou moins intenses, car cet organe comme toutes les autres parties de l'appareil circulatoire, participe au désordre général. Certains malades se plaignent beaucoup de ces palpitations; d'autres les accusent à peine, et l'auscultation révèle des bruits anormaux que je ne chercherai pas à décrire. Je dirai seulement qu'il m'est arrivé, là où je croyais avoir à lutter contre une maladie du cœur produite en dehors de toute influence de rhumatisme articulaire, d'être très-étonné de voir survenir une guérison très-rapide au moyen du sulfate de quinine dont l'emploi me semblait indiqué par l'ensemble des symptômes généraux qui annonçaient la présence de l'ataxie vaso-motrice. Dans un cas dont j'ai gardé particulièrement le souvenir, il existait un commencement d'œdème des membres inférieurs. Comme le pense M. le professeur Gubler, il est donc permis de croire que le sulfate de quinine peut enrayer les endo-péricardites lorsqu'elles existent encore à l'état de simple congestion.

Chez la femme, les *troubles menstruels sont la règle*; ordinairement les menstrues font défaut, d'autrefois elles se produisent avec une abondance extrême, et il peut survenir de véritables pertes utérines très-intenses; dans ce cas, le sulfate de quinine m'a paru avoir une action anti-hémorrhagique évidente. A la suite des désordre circulatoires que l'ataxie vaso-motrice détermine dans les organes pelviens, j'ai vu, avant tout traitement quinique, apparaître la fausse couche occasionnée par le décollement de l'œuf qu'une hémorrhagie

consécutive à la congestion de l'utérus avait produite.
Au contraire chez d'autres femmes, qui étaient enceintes,
et qui se trouvaient sous l'influence de l'affection, le
sulfate de quinine m'a paru calmer des manifestations
congestives accompagnées d'hémorrhagies légères, et
enrayer une fausse couche imminente.

Chez l'homme comme chez la femme, le sommeil est
entrecoupé : *les malades dorment mal;* il existe des rêvasseries, de l'agitation pendant la nuit, souvent même
une *insomnie plus ou moins opiniâtre.* Lorsque l'affection
a une marche chronique, ces symptômes sont, comme
tous les autres, moins accentués.

La périodicité se montre ordinairement dans le cours
de l'ataxie vaso-motrice, mais, pas plus que les autres
symptômes, elle n'a rien de constant dans son apparition; je n'ai pu en effet la constater que dans les deux
tiers des cas soumis à mon observation. Les exacerbations fébriles se présentent souvent avec un caractère
périodique bien tranché, suivant pas à pas la reproduction périodique des troubles circulatoires locaux qui ont
lieu sur certains organes, lorsque ces derniers ont une
certaine importance dans le jeu des fonctions qui constitue la vie. Mais lorsque ces troubles circulatoires périodiques sont localisés sur des organes dont la lésion
a moins de retentissement sur l'organisme, ou que par
suite de l'irrégularité d'autres troubles circulatoires paraissant et disparaissant sur d'autres organes plus importants, la réaction fébrile se fait surtout l'écho des
plaintes de ces derniers; les rehaussements fébriles, ou
bien se produisent sans aucune régularité, ou bien se

confondent et se trouvent masqués par le mouvement
fébrile symptomatique de ces nouvelles lésions, et la
périodicité dans les exacerbations fébriles ne peut être
constatée. Je dis plus, souvent même certains symptômes
morbides, tels que douleurs névralgiques, faiblesse,
sensation de chaleur, éructations, diarrhées, se reproduisent à des intervalles périodiques, et cependant ne
sont pas accompagnés d'exacerbations fébriles périodiques, parce que d'autres organes plus importants ab-
sorbent à leur profit toute la force de réaction de
l'organisme, et étouffent, en quelque sorte, les plaintes
d'organes plus douloureusement impressionnés peut-
être, mais en réalité moins dangereusement affectés au
point de vue de l'existence du malade.

Ainsi donc, si dans bien des cas les exacerbations
fébriles suivent pas à pas les recrudescences douloureuses qui ont lieu sur certains organes, il n'est pas
rare, avec d'autres symptômes périodiques douloureux ou non, de trouver soit une absence complète de
mouvement fébrile, soit un mouvement fébrile irrégulier. La rémittence de la fièvre comme les autres symptômes est sujette à de grandes variations, sa constar-
tation pas plus que celle de ces derniers n'est indispensable pour pouvoir diagnostiquer l'ataxie vaso-motrice.

Voici du reste un relevé des symptômes périodiques
qui ont pu être constatés dans les vingt-cinq observations d'ataxie vaso-motrice que j'ai transcrites à la
suite de mon travail.

Observation I. — Vers le soir le malaise augmente, les frissons deviennent plus intenses ainsi que les bouffées de chaleur.

Obs. II. — On ne trouve aucune trace de périodicité.

Obs. III. — Chaque après-midi la malade se sent plus accablée.

Obs. IV. — L'irrégularité domine dans tous les symptômes.

Obs. V. —   idem.

Obs. VI. — Pas de trace de périodicité.

Obs. VII. — Chaque soir vers les neuf heures le malade est près d'un délire des plus violents auquel succède un affaissement considérable, les matinées sont assez bonnes.

Obs. VIII. — Pendant plusieurs jours, vers neuf heures du matin, le malade est pris d'un sentiment de faiblesse indicible, la respiration est embarassée, on dirait qu'une congestion sanguine a apparu subitement dans le poumon, il existe des râles muqueux en très-grande abondance, le malade expectore des crachats mêlés de sang; dans la soirée il existe un mieux très-sensible.

Obs. IX. — Très-grande irrégularité dans la marche des symptômes.

Obs. X. — Chaque matin à cinq heures, la malade éprouve une grande chaleur au creux épigastrique ainsi qu'une faiblesse extrême qui va presque jusqu'à l'évanouissement.

Obs. XI. — Pas de traces de périodicité.

Obs. XII. — Névralgie temporo-maxilaire survenant chaque après midi vers les quatre heures, en même temps la malade se sent plus faible et plus abattue.

Obs. XIII. — Vers les deux heures de l'après-midi, la malade devient d'une extrême faiblesse, elle est entièrement affaissée, en même temps apparaissent des douleurs abdominales très-vives qui arrachent des cris à la malade; ces douleurs sont accompagnées de vomissements.

Obs. XIV. — Chaque jour vers les trois heures après midi, les souffrances et l'accablement augmentent, la faiblesse est tellement grande que la malade est obligée de se coucher, le ventre se ballonne et devient extrêmement douloureux. Après la reproduction périodique de ces symptômes, pendant plusieurs jours, apparaît une violente névralgie temporo-maxillaire qui, vers les trois heures de l'après-midi, occasionne des douleurs intolérables et s'ajoute aux symptômes précédents.

3

Obs. XV. — La malade prétend d'une manière vague qu'elle est plus souffrante dans la matinée.

Obs. XVI. — Irrégularité des symptômes.

Obs. XVII. —   idem.

Obs. XVIII. — Chaque après-midi, de trois à sept heures du soir, le malade est pris d'une douleur d'entrailles très-vive qui l'oblige à aller un très-grand nombre de fois à la selle, en diarrhée. Ces symptômes persistent du 16 septembre au 1er octobre. Les matinées sont assez bonnes.

Obs. XIX. — Chaque jour à dix heures du matin le malade éprouve de fortes suffocations suivies d'une légère sueur. Cette dernière cesse entièrement de se produire à cinq heures du soir. Ces symptômes périodiques cessent un jour de se reproduire et sont remplacés par une trè-grande faiblesse allant quelquefois jnsqu'à la syncope ; cette faiblesse se produit deux fois par jour, le matin à cinq heures et à midi, elle dure ordinairement de cinq à dix minutes environ.

Obs. XX. — Pas de trace de périodicité, la malade qui fait le sujet de cette observation est la sœur du malade précédent (Observation XIX), c'est dans le même foyer épidémique que j'ai eu à soigner ces deux malades Sur les seize personnes dont se trouve composé le personnel de la métairie où ils habitent, dans l'espace de quatre mois j'ai eu à soigner douze malades atteints d'ataxie vaso-motrice.

Obs. XXI. — Pas de trace de périodicité.

Obs. XXII. — Chaque nuit vers une heure du matin violente crise accompagnée de douleurs de ventre très-violentes, de perte de connaissance et de vomissements. Vers le matin les symptômes disparaissent.

Obs. XXIII. — Chaque après-midi se produit un petit mouvement de fièvre, la tête devient lourde et pesante.

Obs. XXIV. — Dans l'après-midi la malade est prise tout d'un coup d'éructations extraordinairement violentes accompagnées d'une faiblesse qui arrive jusqu'à l'évanouissement. Ces symptômes se sont reproduits pendant treize jours consécutifs.

Obs. XXV. — Le 13 août la malade est atteinte d'une congestion pulmonaire qui disparaît peu à peu dans la soirée et dont il n'existe plus de traces le lendemain, 14 août, à huit heures du

matin. Cependant ce jour-là, une heure après ma visite, les mêmes symptômes observés la veille reparaissent avec une intensité
beaucoup plus forte, et deux heures et demie après, à la suite
d'une congestion extrêmement intense des poumons, la malade
meurt d'une apoplexie pulmonaire à marche foudroyante.

D'après les observations qui précèdent, on voit qu'il
n'y a rien de fixe dans l'apparition de la périodicité.
Rien ne prouve que dans l'ataxie vaso-motrice les troubles circulatoires périodiques localisés sur certains organes existent ou n'existent pas d'une manière régulière, car la profondeur des organes, leur peu de
sensibilité peuvent faire que ces symptômes périodiques existant d'une manière latente, ne soient pas
perceptibles aux sens du malade et du médecin. Il est
possible aussi que la fonction des organes atteints, le
plus ou moins de résistance des systèmes nerveux et
musculaire appartenant aux parois des vaisseaux capillaires, enfin une foule d'autres causes qui nous
échappent, jouent un rôle dans la production ou l'absence des symptômes périodiques. C'est donc par l'ensemble des symptômes et non par la présence ou l'absence de la périodicité, que doit être établi le diagnostic
de l'ataxie vaso-motrice.

MARCHE DE L'AFFECTION.

———

D'une manière plus ou moins directe, tous les symptômes que nous venons de décrire sont, comme on le voit, sous la dépendance des désordres que le trouble des fonctions des nerfs vaso-moteurs peut produire sur la circulation. S'il est impossible à l'anatomiste de trouver la lésion nerveuse qui cause l'affection, le médecin, en considérant l'ensemble des symptômes morbides qui constituent cette dernière, peut donner une explication plus ou moins plausible du trouble de la fonction qui détermine son développement. Il est facile, en effet, de reconnaître que dans l'ataxie vaso-motrice la fonction régulatrice de la circulation qui appartient au grand sympathique est plus ou moins troublée, et que, depuis le cœur qui est pris souvent de palpitations très-violentes, jusqu'aux derniers vaisseaux capillaires, il existe un désordre plus ou moins généralisé. C'est sous l'influence de ces troubles nerveux que se produit le spasme des vaisseaux qui détermine leur contraction et leur dilatation, et par suite, l'anémie ou la congestion locale des organes qu'ils baignent.

Ces spasmes vasculaires locaux jettent le trouble et le désordre dans les organes où ils se produisent. On comprend quelle gêne dans la circulation, et quelle multiplicité de symptômes peut produire une influence pouvant affecter la circulation d'organes destinés à des fonctions aussi diverses que celles que l'on trouve dans l'organisme humain. On comprend aussi comment ces désordres locaux primitifs, anémie et congestion, peuvent, par leur exagération ou leur reproduction périodique en certains points, déterminer des lésions plus ou moins graves, telles que atrophie ou inflammation, désorganisation par défaut ou par excès de nutrition; troubles nutritifs par défaut d'équilibre dans la nutrition des divers éléments anatomiques d'un même organe, et par suite prédominance exagérée dans le développement de certains d'entr'eux; inflammations aiguës ou chroniques; suppuration, et par suite intoxication de l'organisme, etc., etc. C'est consécutivement à ces lésions existant dans les divers organes que l'on voit apparaître un état fébrile qui varie avec l'importance de la fonction et l'intensité de la lésion locale qui l'a produit. Enfin ces troubles locaux, variables avec chaque organe, devenant cause à leur tour, sont encore susceptibles d'augmenter les manifestations symptomatiques et les accidents les plas variés sur d'autres organes.

Au début de l'affection et dans la forme aiguë, les congestions fugaces et mobiles qui existent sur les organes, donnent naissance à un très-léger mouvement fébrile symptomatique irrégulier comme les lésions superficielles et passagères qui le déterminent. Peu à peu les lésions locales, causes de cette fièvre secondaire, apparaissant et disparaissant, tantôt sur un point, tantôt sur l'autre de l'arbre vasculaire, on voit se développer un mouvement fébrile d'une intensité très-variable, dont la marche n'est ni franchement continue, ni franchement rémittente; car, tantôt les exacerbations sont insensibles, tantôt elles se produisent une, deux, trois, quatre fois et plus dans la même journée et sans aucune sorte de régularité, tantôt, au contraire, les exacerbations reviennent périodiquement une ou deux fois par jour. Lorsque survient l'inflammation d'un organe important, les exacerbations irrégulières disparaissent ordinairement, une violente fièvre symptomatique de cette nouvelle lésion locale se déclare et masque les rémissions plus ou moins accusées qui existaient auparavant; on se trouve alors en présence d'un état fébrile à forme pseudo-continue qui ne tarde pas longtemps à laisser entrevoir de nouveau des rémittences régulières ou irrégulières. Enfin, si les troubles circulatoires d'un ou de plusieurs organes prennent subitement une importance extrême en raison de la fonction dévolue à ces organes, les symptômes qui les accompagnent peuvent prendre subitement une très-grande gravité, et le malade peut être emporté par un accès ayant une marche aussi rapide que s'il s'agissait d'un accès pernicieux de nature maremmatique. Que de fois, dans la pratique, ne voit-on pas des malades succomber ainsi brusquement dans le cours d'une maladie, alors que rien ne pouvait faire prévoir une terminaison aussi brutale? Que de fois le médecin

n'est-il pas obligé d'appeler ces terminaisons rapides
du nom d'accès pernicieux, alors que l'influence palustre
n'avait rien à démêler avec la maladie? Dans la science,
on n'admet généralement comme accès pernicieux que
ceux qui ont la malaria pour origine; c'est un tort, et je
crois qu'il est utile de faire ressortir que l'ataxie vaso-
motrice est aussi susceptible de donner naissance à des
accidents pouvant devenir rapidement mortels. Ces accidents sont d'autant plus pernicieux que l'ataxie vaso-
motrice existe souvent sans que le médecin soupçonne
même sa présence. L'importance qu'il y a de mettre
en lumière les principaux symptômes devant servir à
diagnostiquer une pareille affection ne fait donc que
s'accroître en présence de la possibilité de résultats
aussi menaçants.

Dans nos contrées exemptes de toute influence palustre, mais où domine l'affection, c'est généralement
sous forme d'états fébriles, à forme remittente régulière ou irrégulière, ou d'états fébriles à forme pseudo-
continus, que l'on trouve les fièves variées accompagnant
un grand nombre de congestions ou d'inflammations.
L'ataxie vaso-motrice constitue ordinairement le fond
d'une foule de maladies qui ne diffèrent entr'elles que
par la lésion secondaire qui les constitue ou plutôt sert
à les distinguer. Un jour c'est la toux qui domine, un
autre jour c'est la diarrhée, du jour au lendemain les
phénomènes varient; aujourd'hui domine la céphalagie,
demain la gastralgie. La physionomie de la maladie varie
selon la localisation; elle présente un effet différent suivant que la congestion ou l'inflammation a pour siège

la muqueuse gastro-intestinale pulmonaire ou les mé-
ninges. Toutes les maladies que les auteurs ont dési-
gnées sous le nom de fièvre inflammatoire, muqueuse,
gastrique, bilieuse, ataxique, adynamique, nerveuse, etc.,
ne paraissent être que la conséquence d'une même affection compliquée de la souffrance de quelques organes et présentant, à cause de cette circonstance, une
forme et des manifestations fébriles différentes. Suivant
les saisons, les circonstances, les milieux et les individus, l'ataxie vaso-motrice engendre des localisations
morbides, donnant aux maladies qui en résultent un
ensemble de symptômes constituant des états morbides
divers.

Dans le traitement, le médecin, en prenant toujours pour objectif principal l'influence de l'ataxie vaso-
motrice, doit en quelque sorte louvoyer au milieu de
tous ces écueils et prendre en considération, pour les
combattre, les différentes localisations morbides qui se
surajoutent à l'affection primitive et la compliquent.

Il peut arriver que l'ataxie vaso-motrice coexiste et
s'unisse d'une manière plus ou moins intime avec d'autres maladies épidémiques de nature infectieuse ou
autres, et constitue, par sa réunion avec ces dernières,
des maladies complexes dont le génie caché nous
échappe au premier abord. Dans ce cas, lorsque l'influence de l'affection n'est pas reconnue, ces maladies
prennent un caractère de malignité qu'elles n'ont pas
habituellement; c'est ce que j'ai pu constater en 1870 à
Cintegabelle (Haute-Garonne), lors de la cruelle épidémie de variole qui, dans le courant des mois de mars et

avril, atteignit une grande partie de la population. Dans
cette épidémie, les symptômes insolites qui accompagnaient cette fièvre éruptive et la compliquaient, con-
sistaient dans une faiblesse extrême avec frissons, bouffées de chaleur, sueur, bruit dans les oreilles, brouillards devant les yeux, douleurs plus ou moins violentes
dans 'ut le corps, congestions rapides, désordon-
nées, etc. En un mot, tous les symptômes de l'ataxie
vaso-motrice étaient surajoutées aux symptômes ordinaires de la variole. Chez les nombreux malades se
trouvant sous l'influence de l'épidémie, tantôt la variole
et l'affection existaient en même temps, tantôt l'ataxie
vaso-motrice paraissait seule avec ses symptômes bien
caractérisés, tantôt la variole se révélait seule en dehors
de toute influence dépendant de l'ataxie. Lorsque cette
affection existait seule, si l'on ne faisait pas usage du
sulfate de quinine, la mort survenait fréquemment,
tantôt à la suite d'un accès à marche pernicieuse, ainsi
que je l'ai vu chez la femme de mon honorable confrère,
le docteur Nolé (de Cintegabelle), tantôt après une ou
deux semaines de maladie, sans éruption variolique et
à la suite d'une localisation sur un organe important.
Généralement on voyait les deux maladies marcher de
front ; la variole traversait ainsi ses diverses périodes
au milieu de nombreux écueils, et dans bien des cas,
une terminaison fatale était le résultat de la réunion
des deux maladies. Lorsque survenait la guérison sans
avoir fait usage du sulfate de quinine, le malade de-
meurait ordinairement sous l'influence de l'ataxie vaso-
motrice qui continuait à agir sur l'organisme et dé-

terminait ainsi des complications et des maladies secondaires plus ou moins graves. Dans ce dernier cas, les convalescences étaient extrêmement longues, et alors que le médecin croyait toucher au but, il se trouvait en face de nouvelles complications qui, de jour en jour, reculaient la guérison. Chez une jeune femme qui avait été atteinte d'une variole extrêmement bénigne où il y avait eu tout au plus une vingtaine de boutons épars sur tout le corps, j'ai vu alors que la maladie était arrivée sans accident à la dernière période, l'ataxie vaso-motrice déterminer une congestion pulmonaire foudroyante, et la malade être rapidement emportée dans l'espace de quelques heures. Evidemment, dans ce cas, on pouvait bien, quoiqu'un pareil accident ne dépendît nullement de l'infection maremmatique, lui donner le nom d'accès pernicieux. Chez quelques malades, l'éruption variolique, quoique très-confluente, n'était nullement accompagnée de la présence de l'ataxie vaso-motrice; aussi la variole suivait son cours normal et les malades guérissaient sans traitement actif. Dès le début, alors que nous ne faisions pas encore usage du sulfate de quinine, la mortalité était considérable; mais dès que ce sel constitua la base de notre thérapeutique, la variole reprit sa marche normale, les nombreuses complications congestives qui entraînaient le plus souvent les malades sous forme de variole noire hémorrhagique, disparurent et la plupart de ceux-ci guérirent même lorsque les taches caractéristiques de cette dernière existaient en grand nombre sur la surface de la peau. Les médecins qui, lors de l'épidémie de Cintegabelle, ont reconnu l'action du sulfate de quinine contre la variole noire hémorrhagique, se sont trouvés dans la même voie que le docteur Liéger, (de Rambervillers) qui, comme ces derniers, a préconisé l'usage de la quinine contre la variole grave. Aujourd'hui je crois être à même d'affirmer que la variole noire hémorrhagique est constituée par deux maladies bien distinctes réunies sur le même individu, savoir : 1° la variole simple ordinaire; 2° l'ataxie vaso-motrice. En combattant cette dernière par le sulfate de quinine, la variole suit son cours normal, se trouvant ainsi débarrassée de cet élément pernicieux et malin que détermine la présence de cette affection.

Dans le courant de 1878, j'ai trouvé deux cas d'ataxie vaso-motrice accompagnés de taches noires de purpura hémorrhagica semblables à celles que j'avais vues lors de l'épidémie de Cintegabelle. Chez l'un de ces malades il existait une hémorrhagie intestinale qui ne céda qu'à l'administration du sulfate de quinine. Chez l'autre, qui était un enfant de sept ans, l'ataxie vaso-motrice était compliquée d'une coqueluche dont les quintes répétées renouvelaient sans cesse un épistaxis très-grave qui nécessita le tamponnement. Au bout de quelques jours, ce jeune enfant refusa obstinément tout traitement interne ; cependant il finit par guérir, mais après une convalescence de plusieurs mois.

Ainsi que je l'ai dit plus haut, les inflammations observées dans nos contrées paraissent, au premier abord, être des inflammations franches, c'est-à-dire primitives , et cependant ce sont ordinairement des inflammations secondaires dépendant de l'affection que je décris. Cette manière d'être d'une grande partie des maladies se développant dans notre pays, fait que beaucoup d'entr'elles trouvent un médicament utile dans le sulfate de quinine. Le médecin doit donc toujours avoir l'esprit en garde contre l'existence cachée de l'ataxie vaso-motrice, car sans cela il s'exposerait à de cruels mécomptes.

Avec les troubles circulatoires que nous venons de décrire, les variations dans l'état du pouls ne peuvent être que très-considérables. Chez les individus vigoureux, les troubles circulatoires affectent une grande mobilité, et donnent lieu à des congestions intenses qui sont accompagnées de douleurs plus ou moins vives. Lorsque ces douleurs se déplacent brusquement d'un organe sur l'autre, on est frappé des changements notables qu'éprouve le pouls, soit en force, soit en vitesse. D'une manière générale, chez les individus pléthoriques, l'affection détermine des symptômes à marche plus aiguë, les inflammations deviennent plus intenses, la réaction fébrile est plus accusée, et les variations du pouls peuvent être suivies avec plus de facilité. Chez les individus faibles, anémiques, chez les femmes surtout, où l'on trouve le plus souvent l'affection à l'état chronique, il est plus commun de rencontrer des troubles circulatoires peu intenses. Ces troubles circulatoires sont quelquefois si fugaces et si peu marqués, qu'ils passent inaperçus. Chez ces malades, l'inflammation est plus rare qué chez les premiers ; les troubles circulatoires ne dépassent guère la simple congestion. Dans ces

cas ordinairement chroniques, le pouls, au premier coup-
d'œil, peut paraître normal; mais avec un examen pro-
longé on finit souvent par découvrir de legères variations dans la vitesse ; quant à l'impulsion du doigt, elle
est rarement forte et vibrante. Chez les chlorotiques,
qui, ainsi que je l'ai déjà dit, sont le type de l'affection
existant à l'état chronique, la fièvre est si peu marquée
que, dans la description de cette maladie, il n'en est
pas fait mention. Lorsque la fièvre existe, on la considère
comme symptomatique d'une complication, ce qui du
reste n'est nullement en contradiction avec l'interpréta-
tion générale que nous faisons de la maladie. La seule
différence qui existe dans notre manière de voir, c'est
que nous considérons ces complications comme étant
de nature secondaire à l'ataxie vaso-motrice chronique,
tandis que les auteurs considèrent ces complications
comme n'ayant aucune liaison avec la chlorose, les
regardant comme autant de maladies intercurrentes.
La fréquence des complications secondaires et la présence de la fièvre dans l'ataxie vaso-motric chronique
ou chlorose, est du reste plus fréquente que ne semble-
raient l'indiquer les descriptions de la chlorose par les
auteurs modernes; Sauvages l'avait si bien compris
qu'il considérait cette dernière comme une véritable
fièvre (*febris alba, fièvre blanche*), ainsi désignée à
cause de la teinte pâle qu'affecte la peau dans cette
maladie. Dans l'ataxie vaso-motrice chronique, appelée chlorose chez la femme , on trouve des localisations morbides plus ou moins variables, mais elles sont
beaucoup moins facilement perceptibles qu'à l'état aigu.

Ce sont ces perturbations circulatoires localisées d'une
manière latente sur certains organes qui y entretiennent
sourdement des désordres nutritifs susceptibles, en
raison de l'élément anatomique plus particulièrement
affecté, d'engendrer les maladies organiques les plus
diverses. Il faut donc, autant que possible, se hâter
d'attaquer dans son essence même, la cause morbide
primitive, afin, dans bien des cas, d'empêcher le développement de maladies chroniques quelquefois très-
graves.

En 1840, le docteur Broca, du Gers, adressa à l'Aca-
démie de médecine un rapport où il développait les résultats extraordinaires qu'il avait obtenus par l'emploi
exclusif du sulfate de quinine dans les fièvres typhoïdes. Les faits qu'il invoquait firent sensation, et les médecins de la capitale, répondant à l'invitation de
M. Louis, rapporteur de ce travail, commencèrent
leurs expériences sur l'efficacité de ce sel dans le
traitement de la fièvre typhoïde. MM. Blache, Briquet,
Martin-Solon, recueillirent de nombreuses observations,
et les résultats obtenus par le sulfate de quinine furent
loin de répondre aux espérances qui avaient été con-
çues lors de la lecture du travail de M. Broca. D'un
autre côté, les médecins de province publièrent des écrits
qui venaient confirmer les succès éclatants de ce dernier. Il n'y avait donc nullement concordance entre les
résultats obtenus à Paris et ceux obtenus dans les dé-
partements. Me rangeant de l'opinion des médecins de
province en ce qui concerne les maladies typhoïdes observées à la campagne, et obligé de tenir compte des

résultats obtenus à Paris, j'ai cherché à trouver une explication plausible, je crois être arrivé au résultat.

L'anatomie pathologique de la fièvre typhoïde a demontré que la lésion essentielle de cette maladie se trouvait dans les glandes de Peyer et les follicules solitaires, qui pouvaient passer par tous les degrés de l'inflammation, depuis la simple congestion jusqu'à l'inflammation, la suppuration et l'ulcération. Il est admis aujourd'hui que ces glandes ne sont autre chose que des ganglions lymphatiques, se trouvant en connexion intime avec les autres ganglions de l'organisme, et particulièrement avec les ganglions mésentériques, qui eux aussi participent plus ou moins à cette inflammation. Si donc la maladie typhique n'est autre qu'une angéiolencite plus ou moins étendue des ganglions lymphatiques de l'intestin, on comprend l'importance que peut avoir l'ulcération de ces glandes au point de vue de la genèse d'accidents secondaires de nature purulente ou putride résultant de cette angéiolencite intestinale, à laquelle vient s'ajouter la présence d'ulcérations, et par conséquent d'autant de petits foyers de résorption. L'organisme peut donc être infecté tout entier, non-seulement par la présence de cette lynphangite intestinale, qui, à l'exemple de celle de l'érysipèle, peut devenir contagieuse, mais encore par les matières putrides pouvant s'introduire dans le torrent circulatoire, au moyen des ouvertures béantes des lymphatiques ou des veines de l'intestin. Au lieu de croire que la lésion des glandes de Peyer est secondaire à l'empoisonnement général de l'organisme, j'estime qu'il est plus raisonnable de pen-

ser que l'empoisonnement général de l'organisme,
dans la fièvre typhoïde, est secondaire à la lésion des
glandes de Peyer et des follicules solitaires.

Quant à la congestion et à l'inflammation de ces glandes, elle peut avoir pour origine plusieurs causes qui
varient avec le milieu où l'on observe. Dans les grandes
agglomérations, comme Paris, par exemple, les causes
les plus communes sont extrinsèques à l'organisme;
telles sont les émanations putrides des fosses d'aisance,
des égouts, les aliments en décomposition, les viandes
gâtées, etc. A la campagne, ces causes sont beaucoup
plus rares; mais il est une origine à laquelle les obser-
vateurs n'ont pas encore songé, et qui cependant est
extrêmement commune, c'est celle de l'influence de
l'ataxie vaso-motrice qui, en localisant son action sur
les glandes de Peyer, peut, par les troubles circulatoires qu'elle occasionne, devenir cause du développement
de cette lymphangite intestinale, susceptible, en em-
poisonnant tout l'organisme, de donner naissance à la
fièvre typhoïde. Le symptôme dominant de l'ataxie vaso-
motrice consistant dans une tendance extrême aux congestions, et l'inflammation étant souvent la conséquence
de cette dernière, si dans le cours de cette affection, qui
jusqu'ici n'a pas été étudiée comme entité morbide spéciale
on arrive à avoir la congestion, l'inflammation et la suppuration des glandes de Peyer, la conséquence, comme
je l'ai dit tout-à-l'heure, devient un état typhoïde pouvant affecter les formes les plus graves. De plus, si à
l'intoxication produite par cette lymphangite et plus
tard par la résorption des matières purulentes et putri-

4

des de l'intestin vient s'ajouter l'influence de l'ataxie vaso-motrice qui continueà persister dans l'organisme ; ce dernier se trouvera plus que jamais exposé à ces congestions brutales ou à ces inflammations, qui, pendant le cours de la fièvre typhoïde, ont lieu si souvent sur divers organes, et qui quelquefois entraînent si rapidement la mort des malades.

Il résulte de là, que si dans le cas d'un état typhoïde développé à la suite de l'ataxie vaso-motrice, le sulfate de quinine est donné au début, avant que l'inflammation intestinale trop avancée ne contre-indique formellement son emploi, ce sel parviendra, presque toujours, à enrayer cet état typhoïde en voie de développement.

L'origine de la fièvre typhoïde est complexe ; dans les campagnes elle est rarement le résultat des causes que l'on invoque ordinairement à Paris ou dans les grands centres de population ; le plus souvent elle est la conséquence directe de l'inflammation des glandes intestinales résultant de l'action de l'affection qui nous occupe. Une fois la maladie typhoïde développée, celle-ci, comme celle que l'on trouve dans les grandes villes, peut devenir contagieuse ; la lymphangite intestinale qui accompagne cette maladie comme celle qui accompagne l'érysipèle, détermine la contagion. C'est ainsi que peuvent s'expliquer ces foyers épidémiques de maladies typhoïdes que l'on rencontre souvent dans des fermes isolées, où il n'existe aucune cause d'intoxication, si ce n'est l'état typhoïde du premier sujet affecté, lequel doit sa maladie à l'influence de l'ataxie vaso-motrice.

Depuis dix ans que j'exerce à la campagne, j'ai reconnu que presque toujours l'ataxie vaso-motrice était la cause première des états typhoïdes que j'avais à observer. La médication quinique, appliquée au début, avant l'apparition de la diarrhée, a eu presque toujours une action abortive sur le développement de la maladie. Lorsque l'état de l'intestin permet son administration, si le sulfate de quinine n'arrête pas la maladie à son début, il enlève à la maladie typhoïde développée secondairement à l'ataxie vaso-motrice, un de ces éléments de complication les plus dangereux, permettant ainsi à la maladie de suivre sa marche avec plus de régularité, et aussi avec moins de danger. Ce résultat est obtenu en faisant disparaître de l'organisme cette tendance continuelle à de nouvelles congestions, ainsi que cette faiblesse qui sont le propre de l'ataxie vaso-motrice. La fièvre typhoïde dépendant d'une intoxication a une marche plus simple et une allure plus continue que celle qui est la conséquence de l'affection. Dans le premier cas, conformément aux résultats obtenus par les médecins de la capitale, le sulfate de quinine est inutile ; dans le second, comme l'indiquaient les résultats obtenus par les médecins de province, il est indispensable, sauf le cas où il y contre-indication de la part de l'intestin.

Ainsi donc dans le cas de maladie typhoïde dépendant de l'ataxie vaso-motrice, le sulfate de quinine prescrit au début peut avoir une action abortive sur le développement de cette fièvre ; donné plus tard, il simplifie la maladie, en empêchant de nouvelles poussées sur d'autres organes. Il est utile, dans ce cas, car s'il existe de petits accès locaux se reproduisant sur certains organes à des intervalles réguliers ou irréguliers, il en débarrasse l'organisme et facilite ainsi la guérison.

Dans les campagnes, les variations brusques de température sont les causes qui influent le plus sur le développement de l'ataxie vaso-motrice. Cette affection étant la cause la plus commune du développement de la maladie typhoïde dans les campagnes nous fournit ainsi l'explication naturelle de la différence des résultats obtenus, avec le même médicament, par les médecins de la capitale et les médecins exerçant à la campagne.

Pour mon compte, faisant depuis cinq ou six ans un usage presque constant du sulfate de quinine dans la plupart des maladies que je traite chaque jour à la campagne, je déclare que je ne rencontre plus ces états typhoïdes, si compliqués et si graves, que chaque année je voyais se développer au printemps et à l'automne. Ce n'est que lorsque, par une cause quelconque, il n'a pas été fait usage du sulfate de quinine au début, que je vois se développer cette maladie.

Pour démontrer encore mieux la liaison qui existe entre l'ataxie vaso-motrice et la maladie typhoïde, je me permettrai de raconter un fait qui me frappa beaucoup alors que j'étais encore étudiant en médecine de seconde année. C'était en 1863; j'étais à Saint-Julia, en vacances; le docteur Duclaux me faisait quelquefois l'amitié de m'amener avec lui pour voir quelques malades; un jour, il me prend dans sa voiture et m'annonce en route qu'il va me faire voir une femme demeurant à

Nogaret ; cette femme était depuis quelques mois sous l'influence d'une chlorose, rebelle jusqu'alors à l'action des ferrugineux. Il avait vu cette malade trois ou quatre jours auparavant ; aucun symptôme morbide autre que ceux attribués à la chlorose n'avait été diagnostiqué ; le quinquina, le fer et l'alimentation avaient formé la base du traitement. En arrivant chez cette malade, nous fûmes l'un et l'autre très-étonnés de la trouver avec une langue brune fuligineuse, et des soubresauts des tendons, etc. Nous reconnûmes là un état typhoïde à forme ataxique, que je considèrerais aujourd'hui comme la conséquence d'une localisation de l'ataxie vaso-motrice sur les organes internes, donnant lieu à un état fébrile symptomatique à forme pseudo-continue. Cette maladie, en raison des organes atteints, avait pris la forme ataxique ; il n'existait pas de diarrhée. Le docteur Duclaux me fit la gracieuseté de m'inviter à formuler un traitement, je rédigeai, un peu au hasard, il est vrai, une ordonnance ainsi conçue :

Sulfate de quinine..................	1 gramme.
Résine de quinquina...............	4 grammes.
Acide sulfurique....................	3 gouttes.
Sirop de limons....................	30 grammes.
Eau..............................	120 grammes.

Mêlez — à prendre par cuillerées, chaque trois heures.

Le docteur Duclaux approuva entièrement cette médication Quarante-huit heures après, tous les symptômes alarmants observés l'avant-veille avaient disparu. Le sulfate de quinine avait immédiatement enrayé cette maladie accompagnée de symptômes typhoïdes très-graves, laquelle était survenue tout d'un coup chez une chlorotique, ou plutôt une femme · atteinte d'ataxie vaso-motrice chronique. Sans l'intervention de ce sel, la malade aurait certainement succombé.

Je suis actuellement à me demander si cette maladie typhoïde, que développe si souvent l'ataxie vaso-motrice dans les campagnes, doit être confondue avec la fièvre typhoïde par intoxication. La seule différence qui existe entre la fièvre typhoïde par intoxication et la maladie typhoïde secondaire à l'ataxie vaso-motrice, consiste dans une succession plus régulière des diverses périodes de la maladie et dans la diarrhée qui existe ordinairement au début dans le premier cas. Dans la maladie typhoïde secondaire à l'affection, les symptômes se succèdent au contraire avec une bien plus grande irrégularité, la diarrhée ne survient que secondairement, souvent même elle n'existe pas malgré l'état typhoïde qui domine dans l'organisme. Ce sont ces maladies typhoïdes accompagnées d'états fébriles à forme rémittente que jugule si bien le sulfate de quinine, quand il est donné en temps opportun, c'est-à-dire avant que la maladie ne se soit complètement localisée sur l'intestin.

D'après ce qui précède, on voit qu'il est impossible de se faire une idée de la multiplicité des complications et des maladies secondaires auxquelles peut donner lieu l'ataxie vaso-motrice. Il faudrait énumérer tous les tissus, tous les organes pour être complet dans la description des nombreuses variétés de maladies qui peuvent se développer. La peau, les muqueuses, les séreuses, les muscles, l'estomac, l'intestin, le poumon, le foie, les reins, les organes génitaux, la vessie, les organes des sens, les centres nerveux, le cœur, les vaisseaux, le système nerveux péréphérique, tous les organes, en un mot, sont susceptibles, sous l'influence de ces troubles circulatoires, d'être affectés de maladies plus ou moins graves ou bénignes. A la suite des troubles circulatoires affectant les capillaires qui baignent les divers appareils de sécrétion des viscères, des muqueuses ou de la peau, la sécrétion des glandes apartenant à ces organes peut être plus ou moins troublée, et il peut en résulter un dérangement sérieux dans le fonctionnement de ces derniers. A la suite de poussées congestives intenses, les capillaires même peuvent être rompus, et il peut en résulter des hémorrhagies plus ou moins sérieuses, suivant le siège de ces déchirures. Les centres nerveux, les muqueuses nasale, utérine, intestinale peuvent être le siège de pareils accidents; de là des apoplexies, des paralysies, des pertes utérines, des hémoptysies pouvant devenir graves pour les sujets qui en sont atteints. Dans l'intérieur de la peau, les capillaires, en se déchirant, peuvent laisser s'épancher le fluide sanguin entre les mailles qui la constituent et donner lieu à des taches hémorrhagiques pareilles à celles que l'on trouve dans le purpura ou dans la variole noire hémorrhagique.

Telle est la marche générale de l'ataxie vaso-motrice, ainsi que je la comprends. Depuis que je suis entré dans un pareil ordre d'idées, le traitement de cette affection est devenu la base de la médecine que je suis appelé à faire dans la campagne où j'exerce. Je m'exagère peut-être son importance, mais j'affirme que depuis que je suis arrivé à admettre son existence et à la diagnostiquer, la plupart des maladies que j'observe ont pris un caractère de simplicité qui n'existait pas auparavant, et la mortalite a beaucoup diminué. J'ai vu des faits tellement convaincants, qu'au sujet de l'existence de cette entité morbide et du rôle considérable qu'elle joue dans le développement des maladies, j'ai acquis une certitude inébranlable. Je crois donc que je serai utile à mes confrères, si je parviens à leur faire accepter une partie de mes idées, laissant à d'autres plus autorisés le soin de marcher plus avant dans la voie que j'aurai ouverte.

ÉTIOLOGIE.

———

Sans chercher à établir le mode d'action des causes
susceptibles d'engendrer l'ataxie vaso-motrice, il est
facile de voir que les désordres circulatoires qui constituent cette affection dépendent d'un trouble général de
l'appareil vaso-moteur. Toutes les excitations impression-
nant vivement le système nerveux paraissent susceptibles d'une manière directe ou réflexe, de troubler les
fonctions appartenant à l'appareil vaso-moteur et par
conséquent la circulation. Ces excitations peuvent être
de nature physique ou morale; les premières exercent
surtout leur action sur les individus qui, comme les
travailleurs des campagnes, sont plus particulièrement
soumis aux vicissitudes atmosphériques; les secondes
agissent surtout sur ceux qui, comme les habitants des
villes, ont généralement une vie plus sédentaire et, par
le milieu dans lequel ils vivent, se trouvent beaucoup
plus exposés aux perturbations morales. Dans le Lau-
ragais, où j'exerce la médecine, les variations brusques
de température du printemps et de l'automne, sont
les causes les plus communes du développement de

l'affection ; la situation géographique de la contrée
au pied de la montagne noire, non loin des Pyrénées,
entre les deux mers, explique la production de ces
variations. Cette situation fait que le pays se trouve
balayé tantôt par les vents chauds venant d'Afrique
à travers la Méditerranée, tantôt par les vents froids
venant du nord ou de l'Océan. Ces courants d'air
alternent tantôt avec le calme le plus complet, tantôt
avec des vents très-violents qui changent souvent plusieurs fois de direction dans la même journée et déterminent des variations thermométriques extrêmement
brusques. Aussi, si les travailleurs des champs n'ont pas
la précaution d'avoir constamment à portée des vêtements
de réserve, à tout instant leur corps se trouve plus ou
moins fortement impressionné par ces changements
subits de température. Cette excitation vive du système
nerveux péréphérique retentissant d'une manière directe ou réflexe sur le système nerveux vaso-moteur,
détermine le désordre de la circulation, et l'ataxie vaso-
motrice se trouve ainsi constituée.

L'abaissement de température du matin et du soir,
qui contraste avec la chaleur du milieu du jour constituant la cause qui influe le plus sur le développement
de l'affection dans les campagnes, il résulte de là qu'au
printemps et à l'automne, il n'est pas étonnant de voir
survenir celle-ci sous forme épidémique, entraînant à sa
suite, à l'état de maladies secondaires, les états morbides les plus divers. De même dans les villes, lorsque les
dangers et les souffrances morales d'une population se
généralisent, comme cela se produit dans le cas d'une

ville assiégée par exemple, l'ataxie vaso-motrice doit sans doute exister d'une manière épidémique, servant ainsi de base de développement à une foule de maladies.

Dans les nombreux cas que j'ai observés, j'ai pu me convaincre que l'action prolongée de l'air froid, le contact de la pluie sur le corps, celui d'une boisson froide sur la muqueuse de l'estomac lorsque le corps est en sueur, l'impression du froid aux pieds occasionnée par la rosée du matin, par la neige ou l'eau d'un ruisseau, l'immersion du corps dans une eau froide lorsqu'il est échauffé par la marche ou un exercice quelconque, l'action des rayons solaires du printemps échauffant une partie du corps, tandis que l'autre partie se trouve impressionnée par la température plus ou moins basse de l'air ambiant, l'influence des variations de température dans la même journée, étaient les causes de nature physique qui entraînaient le plus souvent le développement de l'affection. Parmi les causes de nature morale, j'ai reconnu que les impressions vives, telles que la colère, la joie, la frayeur, les passions concentrées, telles que l'amour, la jalousie, les chagrins de toute sorte, devaient être considérées comme les plus fréquentes. Toutes ces causes paraissent agir en occasionnant une perturbation profonde dans l'innervation genérale et dans le système nerveux vaso-moteur en particulier.

Les femmes, par suite de leur plus grande impressionnabilité, paraissent beaucoup plus exposées que l'homme à contracter l'affection ; c'est surtout à l'époque de l'écoulement menstruel qu'il existe le plus de

danger. L'ataxie vaso-motrice déterminant ordinairement la suppression brusque des règles, ainsi que la
perturbation des sécrétions des glandes de l'organisme,
peut, en localisant ces troubles fonctionnels sur certains
organes, donner lieu à des maladies aiguës ou chroniques plus ou moins graves.

PRONOSTIC.

L'ataxie vaso-motrice atteint plus particulièrement
les sujets faibles dont le système nerveux est ordinairement plus impressionnable. Les femmes sont beaucoup
plus exposées à contracter l'affection que les hommes en
raison de l'état spécial de faiblesse qui accompagne
ordinairement la période menstruelle. Les enfants en sont
souvent atteints. Ceux qui sont le moins sujets à contracter l'affection, sont les hommes sanguins et vigoureux.
Mais par contre, lorsque celle-ci se développe chez eux,
les congestions et les inflammations qui en sont la conséquence sont beaucoup plus intenses que chez les individus faibles. Ces malades à constitution vigoureuse sont
plus particulièrement exposés à ces troubles circulatoires
à marche rapide se traduisant souvent par des maladies
accompagnées d'un état fébrile à forme rémittente
plus ou moins grave ; quelquefois même ces maladies
peuvent avoir une marche pernicieuse. L'indication consiste alors à tirer du sang de manière à amener la
déplétion rapide des organes menacés ; en même temps

le sulfate de quinine doit être donné le plus tôt possible
à l'intérieur.

D'une manière générale, l'affection présente un grand
danger, lorsque les déplacements fluxionnaires se produisent d'une manière rapide sur des organes essentiels
à la vie ; dans ce cas, il faut agir sans retard, car c'est
alors qu'une terminaison rapide est le plus à craindre.

Chez les sujets faibles, l'ataxie vaso-motrice peut
quelquefois exister pendant fort longtemps, se conten-
tant de donner lieu à des symptômes généraux à marche peu accusée ; ces cas constituent l'ataxie vaso-
motrice chronique qui, chez la femme, prend le nom de
chlorose. Ces malades sont alors sous le coup de troubles circulatoires peu accusés, pouvant exister ainsi
pendant fort longtemps à l'état latent dans la profondeur des organes. Si ces troubles circulatoires fugaces ne
sont pas une menace immédiate pour la vie des malades,
ils constituent une sorte d'état maladif à symptômes
plus ou moins variables, et il est probable qu'à la longue ces troubles de la circulation sont susceptibles de
donner lieu à des dégénérescences organiques dont il
n'est pas possible de prévoir à l'avance ni la marche,
ni les résultats.

L'ataxie vaso-motrice abandonnée à elle-même,
qu'elle soit suivie ou non de maladies secondaires qui
en sont la conséquence, guérit souvent par les seules
forces de la nature. Mais si cette affection se prolonge
pendant quelque temps, si elle prend la forme chronique, il est rare qu'elle ne laisse pas à celui qui en a été
atteint une sorte de cachet spécial qui entraîne chez

l'individu autrefois le plus vigoureux, la même tendance
aux rechutes et aux maladies, que celle qui existe chez
ceux à constitution naturellement faible et débile, trans-
formant ainsi les hommes les plus forts en êtres faibles
et maladifs pour le reste de leurs jours.

Bien traitée, au contraire, cette affection guérit rapidement et évite ainsi à celui qui en est atteint la facilité
de voir se développer une foule de maladies secondaires.
Chez les individus qui, pendant longtemps, sont restés
sous le coup de l'affection, quel que soit le soin porté
au traitement, les rechutes sont fréquentes; on dirait
que par une sorte d'habitude le système nerveux est
resté beaucoup plus impressionnable, car la moindre
excitation physique ou morale un peu vive est un danger pour, de nouveau, donner naissance à l'ataxievaso-
motrice.

TRAITEMENT.

Dans la contrée où j'exerce, quelle que soit la maladie
que le médecin ait à traiter, il doit d'abord se demander
si l'état morbide qu'il a en présence existe à l'état
simple ou bien s'il est une complication de l'ataxie vaso-
motrice. Pour résoudre cette question, il faut savoir si,
si, avant que les localisations actuelles donnant le nom
à la maladie aient été établies avec un certain degré de
fixité, on a pu reconnaître l'ensemble des symptômes
constituant l'ataxie vaso-motrice, ou bien si au milieu

des symptômes de la maladie actuelle il est encore possible de reconnaître l'existence cachée de l'affection. S'il
est prouvé qu'il existe une certaine liaison entre le développement de la maladie observée et l'affection générale
qui nous occupe, voici comment il est bon de procéder.
Autant que possible le traitement local et le traitement
général doivent être menés de front. Le traitement
général a pour base le sulfate de quinine ; mais avant
de faire usage de ce sel, il est prudent de s'assurer que
les voies digestives sont intactes, qu'il n'existe en un
mot ni embarras gastrique, ni embarras intestinal, et
encore moins iuflammation du tube digestif. Dans les
cas d'embarras gastrique ou d'embarras intestinal qui
sont très-communs, presque constants au début, les
vomitifs, les éméto-cathartiques ou les purgatifs, selon
les cas, doivent, à titre de modificateurs locaux de l'innervation, de la circulation et des sécrétions intestinales,
constituer la première partie du traitement. Dans le cas
où il existe un commencement d'inflammation intestinale,
ce qui est rare au début, on doit s'abstenir de donner
le sulfate de quinine ; ce sont les antiphlogistiques sous
toutes les formes, saignées, sangsues, lavements, cataplasmes, qui sont particulièrement indiqués ; il en est
de même des modificateurs locaux, tels que les purgatifs légers qui agissent superficiellement sur l'intestin
sans l'irriter, huile de ricin, sels neutres, infusion
d'ipéca, etc. Avant toute chose, on doit tâcher de rétablir les fonctions normales de l'estomac et de l'intestin, afin que l'absorption du sulfate de quinine devienne
possible. Il est nécessaire d'insister plus ou moins sur

cette médication suivant que les localisations sur ces deux organes sont plus ou moins profondes. Cette médication préparatoire est quelquefois inutile lorsque les organes digestifs sont intacts.

Pendant cette période de préparation à l'administration du sulfate de quinine, que l'on doit tâcher de rendre aussi courte que possible, la médication locale particulière à chaque organe doit être énergiquement appliquée. Les indications varient avec les symptômes propres à chaque maladie, et il est impossible d'énumérer ici toutes les ressources que la thérapeutique est susceptible de mettre en jeu, suivant l'immense variété des maladies que l'on peut avoir à traiter : il faudrait ici faire l'historique des symptômes de toutes les maladies congestives ou inflammatoires de chaque organe en particulier. Cependant, d'une manière générale, on peut dire que lorsque l'on a à combattre la congestion ou l'inflammation d'un organe, quel qu'il soit, on doit autant que possible chercher à agir avec des médicaments susceptibles de modifier rapidement la circulation locale de cet organe; cette médication est d'autant plus formelle que les sujets sont plus vigoureux. Les antiphlogistiques généraux ou locaux, saignées, sangsues, cataplasmes, frictions mercurielles tiennent une large place dans ce traitement. Les révulsifs, tels que les vésicatoires, emplâtres, frictions irritantes, sont aussi fort utiles dans certains cas, surtout chez les personnes faibles. Chacun de ces moyens trouve un emploi différent, suivant qu'il s'agit d'une maladie aiguë ou chronique, d'un individu à tempérament sanguin ou d'un anémique. Pour les cas intermédiaires, il doit être fait usage des médicaments appropriés à chaque symptôme ; ce seront tantôt les antispasmodiques, tantôt les stupéfiants, tantôt d'autres classes de médicaments variant avec les nécessités et les besoins des indications locales.

Ces dernières médications s'adressant aux complications surajoutées de l'ataxie vaso-motrice, c'est-à-dire aux maladies secondaires, tertiaires, quartenaires même de l'affection, ont une indication d'autant plus pressante qu'il s'agit de lésions plus profondes ou d'organes ayant une importance plus grande comme fonction dans l'organisme. Mais en thèse générale, à moins de nécessité formelle immédiate, cette médication locale doit céder le pas au traitement général qui doit être institué dès que le tube intestinal se trouve en état de pouvoir absorber le sulfate de quinine, ce qui, dans la majorité des cas, existe dans la première phase de l'affection, apres que les vomitifs ou les purgatifs ont été administrés, souvent même d'emblée.

Dans le cas contraire, si l'affection a déjà localisé son action sur le tube digestif, s'il y a de la diarrhée, par exemple, ou des traces d'irritation sensibles sur l'intestin, il y a contre-indication formelle à son emploi jusqu'à guérison complète de cette localisation.

Il est un état morbide que l'on rencontre fréquemment dans nos climats tempérés à variations thermométriques brusques; cet état morbide qui, au début, existe souvent sans localisation appréciable à nos moyens d'investigation et de diagnostic, est appelé communément dans le pays du nom de fièvre muqueuse, parce qu'il finit ordinairement par se localiser avec plus ou moins d'intensité sur les muqueuses intestinale et pulmonaire. Ces localisations morbides résultent de l'ataxie vaso-motrice et donnent lieu à un état fébrile à forme rémittente ou pseudo-continue, dont les exacerbations sont plus souvent nocturnes que diurnes. Je suis convaincu qu'il est souvent possible de juguler cet état morbide, lorsqu'on l'attaque au début, et qu'on suit la méthode que j'indique. Dans le cas, par exemple, où le poumon est atteint le premier, il y a indication d'agir vite avec le sulfate de quinine avant que l'intestin ne soit intéressé ; l'intestin n'étant pas encore malade, ce sel peut encore être administré sans inconvénient, et la maladie est le plus souvent enrayée dans son développement. Si l'estomac ou l'intestin est affecté d'emblée, le traitement de la fièvre muqueuse se résume ainsi qu'il suit : 1° rétablir les fonctions de la peau par le séjour au lit continué sans interruption, en prenant la précaution de faire habiter au malade une pièce qui ne soit ni humide, ni froide; 2° rétablir les fonctions de la muqueuse intestinale par les purgatifs doux (huile de ricin, sulfate de magnésie, etc.) souvent répétés, et, de temps en temps, les vomitifs (ipécacuanha, tartre stibié); 3° agir sur la muqueuse pulmonaire par les vésicatoires appliqués à titre de révulsifs sur la poitrine lorsque l'engorgement devient considérable; 4° évacuer les mucosités par les expectorants (lochs kermétisés, ou additionnés d'une faible quantité d'oxyde blanc d'antimoine); 5° agir contre l'état général en administrant le sulfate de quinine par l'estomac dès que

l'état de cet organe et celui de l'intestin le permettent ;
ou bien si les rehaussements sont très-marqués et si
l'urgence se fait sentir, ne pas attendre plus longtemps
et faire des injections hypodermiques multiples de
un centimètre cube au plus de liquide, avec la solution
suivante :

Bromhydrate de quinine neutre...... 1 gramme.
Alcool.............................. q. s.
Eau................................ 10 grammes.
   Mélez.

Chaque injection contiendra dix centigrammes de
bromhydrate de quinine. On pourra faire ainsi six ou
huit injections par jour chez un adulte. En évitant
d'injecter plus de un centimètre cube de liquide à la fois et
en me servant de bromhydrate de quinine à l'état neutre,
je n'ai jamais vu se produire ni abcès, ni accident
d'aucune sorte. Chez les jeunes enfants, les frictions
aux aines, aux aisselles et sur la colonne vertébrale,
avec une pommade fortement chargée de sulfate de
quinine, sont suffisantes.

La fièvre muqueuse que certains auteurs considèrent
comme une des formes de la fièvre typhoïde, n'est autre
chose que la première étape de cet état typhoïde, que
peut engendrer la localisation de l'ataxie vaso-motrice.
Cette prétendue fièvre muqueuse, qui se développe
sans intoxication préalable, si elle n'est pas bien traitée,
peut en effet, à la suite de troubles circulatoires localisés sur les glandes de Peyer, prendre une forme
typhoïde et devenir, pour les sujets qui entourent le
malade, une cause de contagion, susceptible de déve-

lopper d'emblée une fièvre typhoïde par intoxication.
On doit donc conseiller de laisser séjourner le moins
possible les personnes qui ne sont pas utiles, les enfants
surtout, dans les chambres des malades.

On sait que, dans les pays chauds, la circulation et
les sécrétions du foie et de l'estomac sont beaucoup
plus actives que dans les pays tempérés ; aussi dès que
l'ataxie vaso-motrice se manifeste chez les habitants de
ces contrées, les localisations morbides qui peuvent avoir
lieu sur ces deux organes, prennent une bien plus grande
intensité que dans les pays à température moyenne. Dans
nos climats tempérés, le trouble nerveux apporté aux
fonctions des glandes de ces deux organes, produit le
plus souvent une hypersécrétion, et par suite un engorgement des conduits excréteurs des glandes du foie et de
l'estomac. Dans ce dernier cas l'embarras gastrique qui
en résulte, vient s'ajouter aux autres localisations de l'a-
taxie vaso-motrice. L'état fébrile symptomatique à forme
rémittente ou pseudo-continue que l'on voit souvent se
développer, est alors la résultante des lésions diverses
qu'entraîne l'affection. Dans les pays chauds, ces produits exagérés de sécrétion, peuvent être soumis à une
fermentation plus ou moins active, et leur résorption
peut déterminer une sorte d'intoxication du fluide sanguin. A la suite de cet empoisonnement général de
l'organisme, les symptômes locaux s'accentuent chaque
jour davantage ; leur ensemble finit par constituer des
maladies infectieuses beaucoup plus graves que celles
qui existent dans nos climats tempérés. Ainsi, tandis
que dans nos climats, l'état bilieux résultant de la pré-

sence de l'ataxie vaso-motrice, ou même l'état bilieux à l'état simple, guérissent facilement au moyen de vomitifs donnés en temps opportun, sous les tropiques, la maladie peut devenir infiniment plus grave et arriver à constituer la fièvre bilieuse des pays chauds, dont je n'ai pas à faire ressortir l'immense gravité. Dans tous ces cas, lorsque l'ataxie vaso-motrice est la maladie primitive, l'indication du sulfate de quinine devrait primer toutes les autres, s'il n'existait pas une contre-indication résultant soit de l'action irritante qu'a le sulfate de quinine sur l'intestin déjà enflammé, soit de la non absorption de ce sel par suite du trouble de la fonction absorbante de l'intestin qui, le plus souvent, participe à l'embarras qu'éprouve l'estomac. Les évacuants doivent donc être donnés en premier lieu. Il serait à désirer en pareille circonstance que l'administration de ce sel par la voie hypodermique ou celle de l'un de ses congénères, comme le bromhydrate de quinine neutre par exemple, qui se dissout dans un très-faible volume d'eau alcoolisée, puisse devenir une médication entièrement pratique, on arriverait ainsi à pouvoir instituer en même temps le traitement local et le traitement général de ces maladies.

Lorsque, par suite d'une localisation de l'ataxie vaso-motrice, une inflammation intéressant une ou plusieurs couches de l'intestin est arrivée jusqu'à la suppuration, les symptômes observés sont plus variables ; dans ce cas beaucoup plus complexe, on doit tâcher encore d'agir par des modificateurs locaux app'qués sur l'organe malade. Ces agents médicamenteux doivent nécessa'-

rement varier avec la partie du tube intestinal qui se trouve intéressée, ainsi qu'avec l'intensité de la lésion. Ce seront tantôt les lavements, les tisanes rafraîchissantes, les astringents, les antiputrides, voir même quelquefois les purgatifs doux (huile de ricin et sels neutres) qui devront être fréquemment employés. Ces derniers seront utiles pour balayer la surface de l'intestin, et empêcher ainsi la résorption des matériaux purulents ou putrides, ou bien la stagnation des différents produits de sécrétion qui pourraient s'y trouver accumulés. La sagacité du médecin devra décider du choix du remède applicable à chaque cas. Quant à l'administration du sulfate de quinine par la voie intestinale, elle est impossible; la voie hypodermique serait seule capable de donner alors quelques résultats. Ainsi administré, il serait alors utile pour empêcher les complications nouvelles de nature congestive, ou les inflammations en voie de développement. Ce sel serait impuissant pour combattre les nouvelles maladies résultant de complications secondaires, ternaires ou quaternaires, lorsque ces complications sont la conséquence de lésions de second, troisième ou quatrième ordre, dépendant l'une de l'autre, ainsi que cela arrive dans le cas d'ulcération des glandes de Peyer par exemple. Dans ce cas, on peut voir se reproduire la résorption des matériaux purulents ou putrides, l'intoxication de la masse sanguine, l'ataxie, l'adynamie, les eschares gangréneuses, les abcès, le délire, etc., et en cas de guérison, l'anémie consécutive.

D'une manière générale, le sulfate de quinine ne

paraît agir sur les lésions locales qu'autant que celles-ci
ne sont pas arrivées à la période de désorganisation.
C'est surtout sur les lésions congestives que le sulfate
de quinine agit d'une manière certaine ; il calme l'effer-
vescence générale de l'organisme, diminue la fièvre,
empêche les nouveaux désordres que peut entraîner
l'influence de l'ataxie vaso-motrice, et parvient ainsi à
juguler un grand nombre de maladies en voie de développement. Sous son influence, les forces de l'organisme
semblent renaître, la circulation se régularise, et l'amélioration des maladies secondaires se produit avec d'autant plus de facilité que les désordres à réparer sont
moins profonds. (C'est en agissant topiquement sur le
système nerveux que les effets de la quinine sont obtenus ;
elle augmente la tension active, réduit le calibre des
capillaires, diminue la production de chaleur, et c'est
par l'intermédiaire du système nerveux vaso-moteur
que l'action tonique se généralise) (1).

Lorsqu'on a à combattre l'ataxie vaso-motrice à l'état
chronique, c'est-à-dire lorsqu'il n'existe que des congestions plus ou moins fugaces, comme celles que l'on
trouve ordinairement dans la chlorose, s'il n'existe ni
embarras gastrique ni intestinal, ce qui se rencontre
quelquefois, le sulfate de quinine seul suffit souvent
pour amener la guérison. Cependant si la maladie existe
depuis un certain temps, l'anémie qui l'accompagne
demande alors un temps un peu plus long pour dispa-

(1) Gubler, Commentaires thérapeutiques du Codex, article
quinine,

raître complètement : c'est aux reconstituants, à l'alimentation, surtout qu'il faut s'adresser. A la suite de l'administration de ce sel pendant une semaine environ, on voit la circulation se régulariser, les forces se relever peu à peu, l'œil devenir moins terne, le teint pâle de la peau disparaître insensiblement, l'appétit renaître, les digestions se faire plus facilement, et sans l'aide du fer, une bonne alimentation suffire pour amener la guérison. Toutefois, dans le but de soutenir la médication et comme complément du traitement, il est prudent, dès que l'on cesse de faire usage du sulfate de quinine, de donner du fer et du vin de quinquina. J'ai acquis aujourd'hui la conviction que si le fer guérit la chlorose, le sulfate de quinine la guérit plus sûrement et plus vite, n'en déplaise aux indications thérapeutiques données par l'analyse du sang des chlorotiques.

En résumé, le sulfate de quinine administré avant le développement complet des inflammations que l'ataxie vaso-motrice est susceptible de créer, a pour résultat de faire avorter ou plutôt de juguler les maladies qui dépendent de cette dernière, lorsque les lésions qui les constituent sont encore à la période congestive. Quand ces inflammations touchent à une période plus avancée de leur développement, le sulfate de quinine les arrête encore dans leur marche, mais il est impuissant pour réparer les désorganisations déjà produites ; le temps seul et la nature sont capables de rémédier à ces désordres. Si ce médicament est quelquefois impuissant pour juguler les fièvres symptomatiques de désorganisations plus profondes, en enrayant la reproduction de poussées congestives ayant

lieu d'une manière plus ou moins périodique sur les orga-
nes malades, il entrave dans une certaine mesure la mar-
che de ces désorganisations, permettant ainsi à la nature
de poursuivre lentement son travail de réparation. Enfin,
si ce sel ne guérit pas toujours les maladies ayant pris
naissance sous l'influence de l'ataxie vaso-motrice, en em-
pêchant de nouvelles complications sur d'autres organes,
il simplifie ordinairement ces maladies et met l'organisme
dans les meilleures conditions pour arriver à l'équilibre des
fonctions qui constitue l'état de santé. La seule contre-
indication de son emploi réside dans l'action irritante que
ce sel détermine sur la muqueuse de l'estomac et de l'in-
testin lorsque ces organes sont enflammés ou que l'on in-
siste trop longtemps sur son emploi. Aussi est-on obligé
quelquefois de remplacer cet agent thérapeutique par
d'autres médicaments.

L'ataxie vaso-motrice étant le résultat du désordre
de l'appareil nerveux vaso-moteur, les médicaments qui,
comme le sulfate de quinine, ont à certaines doses la pro-
priéte de régulariser l'action de ce système, devraient, à
défaut de ce sel, pouvoir être employés contre l'affection. En ce qui concerne le bromure de potassium, j'ai
vu ce sel, à la dose de cinq grammes par jour, donné
concurremment avec des dragées de lactate de fer,
améliorer rapidement, en cinq ou six jours tout au plus,
un cas de chlorose qui, pendant de longs mois, avait
résisté à plusieurs traitements ferrugineux.

Je crois qu'à défaut de sulfate de quinine, il serait
possible de trouver de très-utiles auxiliaires non-seulement avec le bromure de potassium, mais encore avec

la digitale, l'arsenic, l'ergot de seigle, la strychnine, si l'on employait ces médicaments à doses convenables. Comme le sulfate de quinine, ils paraissent avoir la propriété d'augmenter le pouvoir du système nerveux vaso-moteur, en modérant la dépense d'innervation. L'expérience a démontré que dans plusieurs maladies ces divers médicaments avaient une très-grande analogie d'action. Elle seule donnera quelque chose de précis relativement à leur utilité dans le traitement de l'ataxie vaso-motrice.

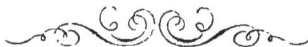

OBSERVATIONS.

 OBSERVATION I. — Le 14 mai 1878, la nommée Éulalie Albouy, journalière, âgée de quarante-deux ans, demeurant au hameau d'Auvezines, commune de Montgey (Tarn), vint me trouver dans mon cabinet; elle me raconta que le 1er mai, étant allée laver à un ruisseau, elle avait enduré la pluie pendant toute la journée. Elle était très-bien portante les jours précédents, et depuis fort longtemps n'avait pas été malade. Ayant eu très-froid toute la journée, elle se mit au lit en rentrant à son domicile; elle ne pouvait se réchauffer. Le lendemain et les jours suivants elle demeura couchée. Dès qu'elle voulut se lever, elle commença à ressentir des frissons continuels, des douleurs dans tous les membres; elle toussait et avait perdu l'appétit. Depuis lors ces symptômes persistent, les membres sont endoloris, elle entend du bruit dans les oreilles, il lui semble qu'à certains moments un brouillard passe devant ses yeux, ou bien que sa vue s'obscurcit au point de ne pouvoir distinguer les objets. Les frissons qui existaient seuls au début, alternent maintenant dans la journée avec des bouffées de chaleur. Vers le soir, le malaise augmente, les frissons deviennent plus intenses de même que les suffocations. Il semble à cette malade qu'elle éprouve une sensation de vide sous les pieds; on dirait, dit-elle, que le sol se dérobe sous elle quand elle marche. Dans la nuit, tantôt elle a chaud, tantôt elle a froid; elle ne peut dormir, et si elle s'assoupit un moment, c'est pour rêvasser et parler. A plusieurs reprises dans la journée, elle éprouve des battements de cœur assez violents; ce symptôme est moins marqué pendant la nuit. Les selles sont dures et difficiles ; depuis plusieurs jours elle n'a pas été à la garde-robe. Le matin la bouche est mauvaise. Les règles ont paru pour la dernière fois le 15 avril dernier ; elle les attend pour le lendemain 15 mai. Dans la journée, Eulalie Albouy vaque à ses occupations d'intérieur ; aujourd'hui elle a pu venir me trouver dans mon cabinet. Elle me dit qu'elle a eu beaucoup de peine pour arriver chez moi, qu'elle est très-faible, que le moindre travail la fait transpirer. La sueur est suivie d'un froid assez intense qui, quelquefois, dit-elle, la fait grelotter. Très-vigoureuse et ayant un teint pléthorique à l'état normal, elle a maintenant un teint pâle et souffreteux ; elle prétend avoir beaucoup maigri depuis quinze jours. A l'auscultation, je trouve quelques râles sibilants et ronflants, en arrière et à gauche ; le pouls est à 90. A certains moments elle prétend qu'elle éprouve une sensation de brûlure au creux épigastrique ; la langue est blanche à la surface et rouge à la pointe.

Reconnaissant l'existence de l'ataxie vaso-motrice avec un commencement de localisation sur la muqueuse gastro-intestinale et sur celle du poumon gauche, j'ordonne d'abord un purgatif ainsi composé :

> Huile de ricin.............. 30 gram.
> Sirop de Tolu.............. 30 gram.
>
> Mêlez — à prendre à jeun.

En même temps je tâche d'agir sur la circulation de la muqueuse pulmonaire, en faisant appliquer en arrière et à gauche un large emplâtre de thapsia. J'ordonne le repos au lit, tisane d'orge, bouillon.

Le surlendemain, 16 mai, je vois la malade qui m'a fait appeler chez elle ; son état est le même ; tous les symptômes persistent, sauf l'état de la langue, qui a un peu changé ; les règles ne sont pas encore venues. Trouvant dès lors le tube intestinal en état de supporter le sulfate de quinine sans inconvénient, j'ordonne les pilules suivantes :

> Sulfate de quinine.......... 2 gram.
> Extrait de quinquina........ 2 gram.
>
> F. S. à 20 pilules — 1 pilule chaque 3 heures.

Ces pilules sont continuées les 17, 18 et 19 mai ; ce jour-là la malade se trouvant beaucoup mieux, prend quelques aliments, se lève et sort de son domicile. Dans la soirée, tous les symptômes reparaissent avec plus de violence que jamais. La malade m'envoie chercher le lendemain matin, 20 mai ; je la trouve beaucoup plus souffrante qu'au début. L'affection paraît pour le moment vouloir localiser son action sur l'estomac ; il existe un embarras gastrique à forme bilieuse très-marqué. La langue est jaunâtre, la bouche amère et pâteuse, la sensation de courbature générale est plus sensible que lorsqu'elle s'est présentée chez moi pour la première fois ; elle est, dit-elle, beaucoup plus malade. Il existe en même temps des râles sibilants dans les deux poumons et une forte toux. Le pouls est à 108 ; frissons, bouffées de chaleur, faiblesse très-grande. Je lui ordonne :

> Ipécacuanha en poudre.... 1 gram.
> Tartre stibié.............. 0,05 gram.

Mêlez — divisez en trois paquets — 1 paquet de 10 en 10 minutes dans une cuillerée d'eau tiède.

Le lendemain, 21 mai, je vois de nouveau la malade ; elle est toujours aussi souffrante ; néanmoins la langue s'est un peu dépouillée, j'ordonne de nouveau une pilule de 0,10 centigrammes de sulfate de quinine, à prendre de trois en trois heures. Ce traitement est continué pendant cinq jours, sans autre médication locale du côté du poumon, et le 25 mai, Eulalie Albouy cesse tout traitement ; elle vaque aux occupations de son ménage, sert de garde-malade à sa fille qui, elle aussi, s'est alitée ; en un mot, elle est complètement guérie.

OBSERVATION II. — Le 24 janvier 1877, la nommée Sophie Rouquet, âgée de 33 ans, métayère au Charlet, commune de Saint-Julia (Haute-Garonne), se présente à moi, dans mon cabinet. Cette femme est très-robuste ; jusque-là elle a été bien réglée, et n'a pas été malade depuis dix ans. Elle me raconte qu'il y a quinze jours environ, elle éprouva une émotion très-vive à la suite d'une blessure à la tête dont avait été atteint son plus jeune enfant qu'elle crut mort sur le coup. Le lendemain violente névralgie du côté droit de la tête ; la douleur existe depuis quinze jours et revient par accès, qui se répètent ainsi sans aucune sorte de régularité.

Il existe des frissons, des bouffées de chaleur, de la sueur; mais ces trois symptômes se reproduisent aussi sans qu'il soit possible de trouver aucune trace de périodicité. Cette femme se plaint d'avoir constamment les pieds glacés, surtout le pied droit; elle accuse, depuis qu'elle est malade, une plus grande sensibilité au froid pour toute la partie droite. L'appétit est perdu; cependant la langue n'est pas plus chargée qu'à l'ordinaire; elle est constipée. Grand bruit dans la tête, brouillards devant les yeux survenant à teute heure de la journée, palpitations du cœur très-violentes à certains moments, sentiment de lassitude générale; il n'existe pas de véritables douleurs dans les membres, mais la malade se sent courbaturée. Dégoût pour le travail, besoin de repos, pâleur de la face, insomnie ou rêvasseries pendant la nuit.

Malgré le manque d'appétit, la langue n'indique ni embarras gastrique, ni embarras intestinal; aussi j'ordonne d'emblée le sulfate de quinine à la dose de 0,10 centigrammes de trois en trois heures.

28 janvier. — Sophie Rouquet se présente de nouveau dans mon cabinet; la névralgie trifaciale a disparu, le pouls est à 80, les forces reviennent, l'appétit reparaît : elle mange avec plaisir. Les bouffées de chaleur ont cessé; les frissons, quoique plus rares, persistent encore; la sensation de froid aux pieds n'existe plus; la partie droite du corps n'est pas plus sensible au froid que la gauche. Les battements de cœur ont disparu, ainsi que le sentiment de faiblesse et de lassitude. Le sommeil est revenu, l'œil est moins terne, la couleur de la peau est meilleure; Sophie Rouquet a repris en partie son travail; néanmoins il existe encore quelques légers brouillards devant les yeux, et les tintements d'oreille se font toujours entendre.

Continuation du sulfate de quinine à la dose de 0,80 centigrammes par jour.

31 janvier. — Le mieux s'est accentué de jour en jour; actuellement tous les symptômes ont disparu,

Cette observation nous montre un cas d'ataxie vaso-motrice survenu à la suite d'une violente émotion; elle fait voir en même temps que cette affection peut exister sans embarras gastrique. Ce dernier peut donc être considéré comme une localisation de l'affection principale. La marche de cette maladie générale indique une identité parfaite avec la maladie connue ordinairement sous le nom de chlorose. En un mot, on voit l'exemple d'une chlorose qui a été guérie en six jours par l'usage exclusif du sulfate de quinine. Quant à l'anémie, qui est ordinairement la conséquence de la longueur de la maladie, elle n'avait pas eu encore le temps de se produire. Si cette dernière eût existé, la guérison eût été sans doute un peu plus longue à se produire.

OBSERVATION III. — Le 2 octobre 1874, la dame Roucolle, âgée de 35 ans, aubergiste, demeurant au hameau d'Auvezines, commune de Montgey (Tarn), me fait appeler. Elle est nourrice, et se trouve malade depuis quatre mois; peu à peu ses forces ont diminué, puis elle a éprouvé un malaise général, a perdu l'appétit; il est survenu tantôt des frissons, tantôt des suffocations ou de la sueur. Parfois se faisaient sentir des douleurs qui siégeaient à la région lombaire, à la tête, aux bras, aux jambes ou dans le dos. Elle souffrait ainsi depuis deux mois, lorsque apparut un point de côté très-douloureux qui siégeait à droite et était accompagné d'une toux sèche très-intense, qui persiste encore. La douleur disparut sans avoir nécessité de traitement. Cette femme, que je vois aujourd'hui pour la première fois, est dans un état d'épuisement complet; elle peut à peine se soutenir; son lait a presque disparu; le teint est pâle, l'œil morne, triste et abattu; le pouls bat 95 fois à la minute. Les frissons qui se font sentir depuis le début de la maladie persistent encore, de même que les suffocations, la faiblesse et l'abattement. Il existe une insomnie opiniâtre, les membres sont endoloris; chaque après-midi la malade se sent plus accablée; le moindre mouvement détermine une transpiration qui la fatigue beaucoup. Battements de cœur fréquents, langue blanc jaunâtre à la surface et rouge à la pointe. La percussion donne en arrière une matité qui va jusqu'à la cinquième côte du côté droit; à l'auscultation on n'entend plus le bruit respiratoire du même côté. Il existe une toux sèche et fatigante qui, réunie aux symptômes précédents, indique évidemment un épanchement considérable dans la plèvre du poumon droit. Le point de côté du début de la pleurésie, s'étant produit seulement deux mois après l'ensemble des symptômes constituant l'ataxie vaso-motrice, je crois pouvoir considérer cette pleurésie comme une localisation de cette affection. Les symptômes généraux de l'ataxie vaso-motrice persistant encore aujourd'hui, avant de m'adresser à l'épanchement, et d'instituer le traitement local de cette maladie, je cherche d'abord à combattre la cause. J'administre préalablement un purgatif et je donne, à partir du lendemain, 0,80 centigrammes de sulfate de quinine par jour.

Le 8 octobre, je revois la malade, il y a à première vue un changement considérable dans sa physionomie; les yeux sont brillants, le regard assuré, et la physionomie ne présente plus cet air de tristesse qui existait les jours précédents. L'appétit renaît, les forces sont presque ce qu'elles étaient à l'état normal, l'épanchement a beaucsup diminué, la malade dort bien la nuit. Les frissons, les bouffées de chaleur, les douleurs qui existaient tantôt d'un côté, tantôt de l'autre, ont disparu, et cependant la malade ne s'est même pas alitée; elle m'exprime le regret de ne pas m'avoir fait appeler plus tôt. Je fais continuer le sulfate de quinine, et j'applique un vésicatoire en arrière et à droite de la poitrine.

Le 11 octobre, je vois de nouveau la femme Roucolle; l'épanchement et la toux ont complètement disparu, les forces sont entièrement revenues, elle peut reprendre son travail.

Quoique j'aie vu l'épanchement disparaître en grande partie du 2 au 8 octobre par suite du traitement général de l'ataxie vaso-motrice, je regrette aujourd'hui comme complément de preuve de l'efficacité d'action de ce traitement sur l'épanchement pleurétique, d'avoir fait appliquer un vésicatoire. Bien que cette médication locale n'ait été appliquée que tardivement, elle diminue quelque peu la valeur de la démonstration que j'aurais voulu donner, c'est-à-dire l'exemple d'un épanchement pleurétique rapidement résorbé sous l'influence de l'action de la médication quinique, j'ai la conviction que l'application de ce vésicatoire a été pour bien peu de chose dans la guérison de cet épanchement, et que le traitement général, en ranimant les forces de l'organisme, a contribué beaucoup plus à la résorption du liquide épanché.

A ce sujet, je dois rappeler l'histoire d'un jeune enfant de trois ans qui était malade depuis un mois sans localisation morbide déterminée. Appelé au bout de ce temps pour voir le petit malade, et soupçonnant l'existence de vers intestinaux, j'avais ordonné le calomel et la santonine sans résultat. L'enfant était tantôt froid, tantôt brûlant, manquait d'appétit; à certains moments on le voyait devenir plus triste et plus abattu. La famille n'avait remarqué rien de périodique dans l'apparition de ces divers symptômes. Ne trouvant aucune lésion locale susceptible de me mettre sur la voie, je me décidai à ordonner 0,10 centigrammes de sulfate de quinine par jour dans une potion au café. Au bout de quatre jours, l'enfant avait repris sa gaîté ordinaire et était entièrement guéri.

Cependant au bout de quinze jours, l'enfant commença de nouveau à devenir triste, hargneux, abattu; il était tantôt chaud, tantôt froid; l'appétit était perdu. Les parents ne me firent cependant pas encore appeler; cet état dura ainsi une quinzaine de jours; puis survint une toux assez intense qui obligea la mère à avoir recours à moi de nouveau. Je trouvai un épanchement considérable dans la plèvre du poumon droit; soupçonnant l'existence de l'ataxie vaso-motrice comme cause de cet épanchement, et ayant vu le résultat obtenu un mois auparavant chez la femme Roucolle, j'ordonnai encore le sulfate de quinine. Au bout de huit jours l'épanchement avait entièrement disparu, l'appétit et la gaîté de l'enfant étaient revenus; la guérison était complète.

OBSERVATION IV. — Le 19 avril 1874, s'est présentée dans mon cabinet, la nommée Marie Raynaud, ménagère, âgée de 48 ans, demeurant au hameau de Poumarède, commune de Saint-Félix (Haute-Garonne). Douée d'une bonne santé habituelle, elle me dit que ses règles avaient disparu depuis près d'un an, sans accident fâcheux pour sa santé. A la suite de variations brusques de température qu'elle a eu à endurer, elle est, dit-elle, malade depuis quinze jours environ. Au début, elle a commencé à souffrir des reins et est devenue très-sensible au froid; actuellement elle a tantôt chaud, tantôt froid. A certains moments il existe des suffocations qui, dit-elle, déterminent un état de faiblesse extrême; à deux reprises différentes, cette faiblesse est allée jusqu'à la syncope. Ces alternatives de frissons et de bouffées de chaleur n'ont rien de régulier dans leur apparition. La grande faiblesse qu'éprouve la malade, ajoutée à des douleurs très-mobiles qui affectent tantôt les bras, les épaules ou la région lombaire, préoccupe beaucoup cette dernière. Pendant les mouvements d'inspiration, les muscles intercostaux sont douloureux, l'inappétence est complète; la langue est blanche à sa surface, tandis que la pointe est un peu rouge. De temps en temps il survient quelques nausées, les selles sont difficiles. La tête est douloureuse; il existe du bruit dans les oreilles et quelques légers brouillards devant les yeux; le teint est pâle, presque terreux; les traits expriment l'abattement et la souffrance. De temps en temps apparaissent quelques battements de cœur; aujourd'hui 19 avril, à huit heures du matin, le pouls bat 80 fois à la minute. La malade a remarqué que si elle essayait de manger elle éprouvait immédiatement une chaleur brûlante sur tout le corps. Il y a quelques jours, elle éprouvait une grande cuisson en urinant; ce symptôme a actuellement disparu. J'ordonne 30 grammes d'huile de ricin dans une potion édulcorée avec du sirop d'orgeat, ainsi que des pilules avec 0,10 centigrammes de sulfate de quinine, quatre pilules matin et soir.

Le 23 avril, je vois de nouveau la malade; les frissons ont disparu; deux ou trois fois par jour elle éprouve encore des bouffées de chaleur; elle me dit qu'elle a remarqué que lorsqu'elle éprouvait une sensation de chaleur à la partie supérieure du corps, aux extrémités inférieures existait un froid intense. La lassitude générale persiste encore, mais elle est moins forte; il existe encore un peu de douleur dans les parois de la poitrine lorsque s'accomplissent les mouvements d'inspiration. La langue est encore un peu blanche. néanmoins le dégoût pour les aliments a beaucoup diminué; les nausées ont complètement disparu. Les traits sont moins fatigués, la pesanteur de tête ne se fait plus sentir; il existe encore du bruit dans les oreilles, mais la vue est moins trouble. La malade a remarqué que lorsqu'elle a mangé, les suffocations ne sont plus aussi intenses; la cuisson en urinant n'a pas reparu; les selles sont normales. De temps en temps survient encore une sorte d'accablement et de faiblesse qui se produit à certains moments; pendant ce temp-là les jambes paraissent plus endolories. Quant aux douleurs qui existaient tantôt d'un côté, tantôt de l'autre, elles ont entièrement disparu. Le pouls de la malade examiné à midi, bat encore 80 fois à la minute; elle me fait remarquer qu'à la région du cœur elle éprouve de temps en temps des battements irréguliers, comme des soubresauts, je fais continuer le sulfate de quinine.

27 avril. — Tous les symptômes ont disparu, la malade vaque à ses occupations ordinaires, sans dérangement et sans fatigue. Guérison complète.

OBSERVATION V. — Le 22 décembre 1875, je suis consulté par la nommée Sophie Tandou, métayère, âgée de 39 ans, demeurant à Montagné, commune de Nogaret (Haute-Garonne). Cette femme est malade depuis le commencement d'août 1875, époque où étant en transpiration, elle but, dit-elle, un verre d'eau très-froide.

Elle était alors en train de moissonner, et avait ses régles qui s'arrêtèrent instantanément. Elle raconte que pendant trois ou quatre mois son ventre a été doulourenx, mais il a été impossible de savoir si c'est l'utérus, l'intestin, ou les muscles des parois abdominales qui étaient le siège de ces douleurs. Je suis porté à croire que c'était l'utérus. A certains moments, dit la malade, elle ne pouvait marcher tant la région lombaire et le bas-ventre étaient endoloris. Depuis quinze jours, les épaules et le creux épigastrique sont aussi le siège de douleurs assez vives. Elle est en proie à des frissons qui alternent avec des bouffées de chaleur; souvent la malade transpire; ces symptômes se reproduisent depuis le mois d'août. Actuellement elle sue très-facilement, surtout quant elle est au lit. Elle ajoute, que dès le début de sa maladie, elle devint très-pâle et extrêment faible; elle n'avait aucune envie de travailler. Cette pâleur et cette faiblesse sont aujourd'hui plus accentuées que jamais. Depuis le début elle éprouve des palpitations de cœur; elle entend du bruit dans les oreilles, elle voit comme des brouillards devant les yeux, l'appétit est fortement diminué; certains jours elle est très-souffrante, d'autres au contraire, les douleurs sont beaucoup plus supportables; quelquefois même elles disparaissent entièrement. Au moment où elle me raconte sa maladie, elle accuse, au niveau des épaules, une sensation de douleur très-forte, qu'elle compare à une brûlure. Les selles sont presque normales; il existe cependant une très-légère constipation. Depuis cinq mois les règles n'ont pas paru: elle est, dit-elle, extrêmement faible, et éprouve ce qu'elle appelle des reprises, lesquelles surviennent sans aucune espèce de régularité. La face est très-pâle, je dirai presque de couleur terreuse; en désignant cette maladie générale par son nom classique on a affaire à une chlorose. Au moment où je vois Sophie Tandou, le pouls bat 68 fois à la minute, mais cette femme me dit qu'elle sent qu'à certains moments il bat plus vite. Elle me dit que souvent elle éprouve une sensation de froid à la face et que pendant le même temps elle transpire du reste du corps; quelquefois elle ne peut se réchauffer de la nuit, tandis que d'autres fois elle éprouve une sensation de chaleur très-intense. Certaines nuits elle dort, tandis que d'autres elle ne peut fermer l'œil. La langue est à peu près normale; je ne trouve aucune trace d'embarras gastrique, j'ordonne une bonne alimentation, et les pilules suivantes:

Sulfate de quinine........ 2 gram.
Extrait de quinquina..... 2 gram.
F. S. A. — 20 pilules — 1 pilule chaque 3 heures.

25 décembre. — La malade va mieux; les frissons et les bouffées de chaleur ont disparu. Les forces reviennent un peu; le regard est plus assuré; l'œil est moins terne, la face moins terreuse, l'appétit meilleur; le bruit dans les oreilles persiste, mais les brouillards devant les yeux ont disparu. Il y a encore quelques battements de cœur, la sensation de brûlure entre les épaules a beaucoup diminué, le sommeil est un peu revenu.

Continuer le sulfate de quinine.

28 décembre. — L'amélioration continue, même médication.

30 décembre. — Insister sur le sulfate de quinine à la même dose.

1er janvier. — Les forces sont entièrement revenues; tous les symptômes ont disparu; la malade, à qui j'ai recommandé une alimentation aussi substantielle que possible, peut reprendre son travail sans être le moins du monde incommodée. Guérison complète.

Dans ce cas d'ataxie vaso-motrice chronique, ou de chlorose sans complication d'embarras gastrique, la malade a été guérie en huit jours par le sulfate de quinine et l'alimentation, en dehors de toute action des ferrugineux. L'alimentation seule a suffi pour guérir l'anémie consécutive à la durée d'une affection qui existait depuis quatre mois.

OBSERVATION VI. — Marie Albouy, 23 ans, cuisinière, demeurant à Toulouse, se trouvant à Montgey (Tarn) pour soigner sa mère malade, laquelle a fait le sujet de notre première observation, me fait appeler, le 22 mai, pour la voir. Le 20 mai, c'est-à-dire deux jours auparavant, cette jeune fille était venue chez moi à cinq heures du matin, pour me prier d'aller voir sa mère qui était beaucoup plus souffrante; elle prit, dit-elle, ce jour-là, un refroidissemeut,

Le 22 mai, cette jeune fille est très-fortement grippée, catarrhe nasal, bronchite, jambes endolories, frissons, bouffées de chaleur, langue blanche.

> Huile de ricin............ 30 gr.
> Sirop de Tolu............ 30 gr.
> Mêlez — à prendre à jeun.
> Infusion de fleurs pectorales, repos au lit.

23 mai. — La malade a beaucoup transpiré, râles sibilants et ronflants des deux côtés de la poitrine, pouls à 84.

> Loch blanc................ 150 grammes.
> Kermès minéral...«........ 0,10 centigrammes.
> Mêlez, par cuillerées, de trois en trois heures.
> Infusion chaude de fleurs pectorales, repos au lit.

24 Mai. — Marie Albouy se plaint de frissons, elle a, dit-elle, les pieds toujours glacés, douleurs dans les membres, bouffées de chaleur, faiblesse, râles sibilants et ronflants dans les deux poumons, forte toux, pouls à 90.

> Hydrolat de laurier cerise..... 8 grammes.
> Rhum...................... 8 grammes
> Jaune d'œuf................ n° 2.
> Sirop de baume de Tolu....«.. 50 grammes.
> Eau chaude................ 200 grammes.
> Mêlez — par cuillerées d'heure en heure.

25 mai. — La malade a beaucoup transpiré et expectoré, les râles ont beaucoup diminué, elle se trouve mieux.

26 mai — Malgré les recommandations que j'avais faites la veille, Marie Albouy, qui se croit entièrement guérie, se lève et sort pour vaquer aux occupations du ménage.

1er juin. — Je suis appelé de nouveau pour voir cette malade qui a rechuté et est plus malade que jamais, forte fièvre, pouls à 130, les deux côtés de la poitrine sont très-fortement engorgés, au côté droit il existe même un point douloureux, je n'entends pas cependant de crépitation, il n'existe pas non plus de crachats rouillés. Langue épaisse, jaunâtre, bouche amère.

Ipécacuanha en poudre........ 1 gramme.
Tartre stibié................. 0,05 centigr.
Mélez — divisez en 3 paquets.
Sinapisme sur le point douloureux, infusion pectorale.

2 juin. — La malade n'a pas beaucoup vomi, elle tousse aussi fortement que la veille, le point de côté a disparu, pouls à 100, douleurs de reins très-violentes, matité à droite et en arrière. Vésicatoire au côté droit et en arrière de la poitrine. — Potion avec 0,10 centigrammes de kermès. — Frictions sur la région lombaire avec un liniment laudanisé.

3 juin. — Les règles ont paru la veille au soir, la malade a éprouvé une très-vive contrariété et a eu une très-forte crise nerveuse, à cause d'un propos tenu par un voisin, lequel ayant entendu cette jeune fille se plaindre à la suite des vives douleurs lombaires qu'elle éprouvait, et ayant vu un linge taché de sang, aurait dit que Marie Albouy venait de s'accoucher clandestinement, et avait fait disparaître l'enfant

4 juin. — Marie Albouy est beaucoup plus souffrante, elle est entièrement abattue, quintes de toux très-fortes; il n'y a cependant pas de pneumonie; la poitrine est très-fortement engorgée des deux côtés; il existe beaucoup d'oppression; le pouls est à 110, matité en arrière et à gauche. — Vésicatoire en arrière sur le côté gauche de la poitrine, potion expectorante avec 0,10 centigrammés d'oxyde blanc d'antimoine.

6 juin. — La malade est devenue d'une faiblesse extrême, elle est découragée, se plaint de ne pouvoir réchauffer ses pieds, ne peut dormir un seul instant; râles sibilants et ronflants, l'oppression persiste, frissons alternant avec bouffées de chaleur.

Vésicatoire à droite et en avant de la poitrine, potion kermétisée.

7 juin. — La malade est toujours dans le même état, de plus les bras, les jambes sont endoloris, ces douleurs affectent une très-grande mobilité.

J'ordonne un nouveau vésicatoire à droite et en arrière, et un second vésicatoire à gauche et en avant.

9 juin. — La malade ne va pas mieux, elle est extrêmement faible et ne peut prendre un instant de repos; rêvasseries conti-

nuelles; pouls à 105 ; tous les symptômes des jours précédents persistent. Ayant appris le trouble violent et le chagrin profond éprouvé par cette jeune fille à la suite de l'accusation iujuste dont elle avait été l'objet, connaissant l'influence des émotions morales vives sur le développement de l'ataxie vaso-motrice, trouvant de plus chez cette malade un grand nombre de symptômes appartenant à cette dernière, enfin l'état de cette jeune fille empirant de jour en jour malgré les sudorifiques, les expectorants et les révulsifs, je me décide à administrer le sulfate de quinine en pilules de 0,10 centigrammes, de trois en trois heures.

11 juin. — Le pouls n'est plus qu'à 80; la malade se sent un peu plus de force ; les râles ont beaucoup diminué; l'action du sulfate de quinine sur la maladie s'est montrée, d'une manière évidente, incontestable.

Continuer l'usage du médicament.

14 juin. — L'amélioration continue, Marie Albouy demande à manger, à se lever; les râles ont complètement disparu; le pouls est à 70. — La malade est en pleine convalescence.

16 juin. — Guérison complète.

Je suis à me demander si la violente émotion et le trouble du 3 juin n'ont pas déterminé le développement de l'ataxie vaso-motrice qui serait ainsi venue compliquer la maladie déjà existante, ou bien si cette affection tenait l'organisme sous sa dépendance depuis le début. Quoiqu'il en soit, le résultat du traitement général par le sulfate de quinine a été des plus sensibles; en effet, le lendemain de son administration, la malade éprouvait un mieux très-accentué. Je crois que sans l'usage de ce sel, de nouvelles localisations auraient fini par se produire, soit sur l'intestin, soit sur d'autres organes; ces localisations venant s'ajouter à celle qui existait déjà sur les poumons, la malade aurait fini par se trouver sous le coup d'un état morbide des plus graves, dont il m'est impossible d'indiquer quelle eût été la marche et le résultat. Mais en présence de l'aggravation constante de l'état de la malade, de sa faiblesse, je crois qu'une terminaison funeste eût été presque certaine.

OBSERVATION VII. — Le 22 mai 1874, je fus appelé à la métairie de Peyredon, commune de Mouzens (Tarn), pour voir le sieur Bouchet (Simon), maître-valet, âgé de 59 ans. Ce malade avait labouré toute la matinée et avait déjeuné de bon appétit. Bouchet me dit qu'il ne sait à quelle cause attribuer le développement de sa maladie, il sait seulement qu'il fut pris tout d'un coup d'un tournement de tête qui l'obligea à appeler du secours. Instantanément survint une faiblesse extrême; les jambes devinrent chancelantes, les mollets douloureux; les parois de la poitrine ainsi que les muscles de la région lombaire devinrent le siège de douleurs très-vives. En même temps, Bouchet éprouvait un froid très-violent, au bout de quelques heures seulement, on parvint à le réchauffer; il transpira alors abondamment. Peu après, se déclara un violent délire; le malade était dans un état d'exaltation extrême; il se débattait. criait, et prétendait souffrir beaucoup au niveau de la poitrine, surtout du côté droit. J'étais arrivé auprès de lui à neuf heures du soir seulement; la langue était jaunâtre, et rouge à la pointe; le pouls, très-irrégulier, battait 140 fois à la minute; à certains moments, il devenait filiforme, puis peu à peu se relevait. Le malade ne toussait pas; mais la douleur du côté était si violente, qu'il avait une grande difficulté pour respirer; son état était très-grave; il eut en ma présence une hémorrhagie nasale très-copieuse. Voyant un pareil désordre circulatoire, et en présence des congestions brutales et rapides qui se produisaient sur divers organes et se déplaçaient à chaque instant, je crus devoir prendre mes précautions contre l'arrivée d'un accès à marche pernicieuse se trouvant sous la dépendance de l'ataxie vaso-motrice. J'ordonnai donc immédiatement un vomitif et quelques heures après deux grammes de sulfate de quinine dans une potion acidulée à prendre dans les vingt-quatre heures. Je fis en même temps appliquer dix-huit sangsues et faire des frictions mercurielles à l'hypochondre droit.

23 mai. — Le malade a repris entièrement connaissance; le délire a cessé, mais il est d'une faiblesse extrême; à peine s'il peut répondre par oui ou par non aux questions que je lui adresse; le pouls est à 120; la région du foie n'est plus douloureuse, mais il existe un état fébrile à forme rémittente qui, à certains moments, se manifeste avec des exacerbations considérables.

Continuer le sulfate de quinine à la dose de deux grammes dans les vingt-quatre heures, ainsi que les frictions mercurielles.

25 mai. — Le malade est toujours extrêmement faible; la fièvre est à peu près la même que lors de ma dernière visite, 124 pulsations à la minute. La famille me raconte que, le 23 et le 24, vers les neuf heures du soir, Bouchet a été pris d'un délire très-violent, auquel a succédé un affaissement tellement considérable, qu'à deux reprises on a cru qu'il était mort. Au début de l'accès, il existait un froid glacial qui était ensuite suivi d'une transpiration extrêmement abondante; cette transpiration suivait de très-près le stade de froid. La nuit se passait avec des craintes de mort continuelles. Evidemment il existait une maladie dont les exacerbations avaient un caractère pernicieux très-marqué; il est incontestable que si je n'avais eu la précaution de faire prendre chaque jour à ce malade 2 grammes de sulfate de quinine, il serait certainement mort à la suite de l'un de ces accès.

Continuer le sulfate de quinine à la même dose.

26 mai. — Malgré le sulfate de quinine, l'accès s'est produit encore la veille au soir, toujours avec les mêmes symptômes; un ictère très-prononcé colore la peau du malade.

Continuer le sulfate de quinine à la même dose.

27 Mai. — Le point de côté à droite a reparu; le foie qui, jusqu'ici, avait paru très-fortement congestionné s'il n'était pas atteint d'un commencement d'hépatite, paraît, par suite de son voisinage avec la plèvre, avoir transmis à cette dernière un certain degré d'inflammation. Une toux sèche assez violente se déclare; on entend le frottement des feuillets de la plèvre qui glissent l'un sur l'autre avec un bruit de cuir neuf; je constate le début d'une pleurésie. Les matinées sont assez bonnes; les accès de la nuit, sans avoir l'intensité qu'ils avaient les premiers jours, persistent encore; il existe cependant encore du malaise, des frissons alternant avec des bouffées de chaleur et de la sueur; le délire a

cessé; cependant le malade se sent à ce moment-là très-affaissé. A dater de ce jour, je ne donne plus qu'un gramme de sulfate de quinine.

30 mai. — Les symptômes pleurétiques ont disparu; le malade respire plus librement, mais la faiblesse persiste; pouls à 80.

Continuer le sulfate de quinine à la dose de 1 gramme.

6 juin. — Le pouls est à peu près le même que lors de ma dernière visite, il n'existe plus aucun symptôme d'exacerbation, les localisations congestives ou inflammatoires qui menaçaient tantôt le cerveau, le foie ou la plèvre ont entièrement disparu. Le malade est très-faible, il demande à manger, je suspends le sulfate de quinine.

11 juin. — Depuis que le malade a cessé de se trouver sous l'influence du sulfate de quinine, il est devenu encore plus faible, et sa faiblesse augmente de jour en jour; les bras, les jambes, le tronc, les côtés sont devenus le siège de douleurs assez intenses; la fièvre a reparu avec presque autant d'intensité qu'auparavant; le pouls est monté à 96; il y a évidemment une rechute, j'ordonne de nouveau 0,80 centigrammes de sulfate de quinine pendant trois jours, et le malade se trouve beaucoup mieux.

21 juin. — Je vois encore une fois Bouchet qui commence à se lever et qui reprend ses forces de jour en jour; il ne lui reste qu'un peu de constipation. Ce malade, qui avait une peur extrême de la mort, commence à reprendre courage.

Huile de ricin — 30 grammes mêlé par parties égales avec sirop de Tolu — à prendre à jeun.

Vin de quinquina matin et soir.

10 juillet. — Le malade reprend son travail, guérison complète.

Il est à regretter que l'éloignement de ce malade ne m'ait pas permis de suivre d'une manière plus assidue les diverses phases de sa maladie. Néanmoins, avec le peu qu'il m'a été possible d'observer, il m'est permis de considérer une pareille maladie, comme un cas d'ataxie vaso-motrice à marche aiguë. Sous l'influence de cette

affection, se sont produites des complications locales
de nature pernicieuse, en même temps que s'est développé un état fébrile rémittent symptomatique de localisations congestives ou inflammatoires, ayant lieu sur
le cerveau, le foie et la plèvre. Certaines de ces localisations ont paru avoir dans leur reproduction un caractère de périodicité parfaitement tranché. Les poussées énergiques qui se produisaient sur ces divers
organes, par suite de la vigueur de la constitution du
malade, donnaient à ce cas d'ataxie vaso-motrice un caractère de gravité inaccoutumé. Il est pour moi hors
de doute que sans l'énergie avec laquelle la médication
quinique fut appliquée au début, le malade serait certainement mort dès les premiers jours.

OBSERVATION VIII. — Le 26 janvier 1877, je suis appelé chez le
sieur Salvy Paul, charpentier, âgé de 67 ans, demeurant à
Saint-Julia. Ce malade se plaint, depuis quatre ou cinq jours,
d'avoir souvent des frissons, des bouffées de chaleur; il est devenu
tout d'un coup extrêmement faible. Les membres, le tronc, le
cuir chevelu sont le siège de douleurs mobiles plus ou moins
vives. Il se plaint surtout d'une névralgie temporo-maxillaire
droite; cette sensation est le symptôme qui le contrarie le plus.
La langue est blanche et un peu rouge à la pointe. Croyant à un
simple refroidissement, j'ordonne une fumigation, destinée à rappeler la transpiration; en même temps un purgatif, une tisane
sudorifique, et le repos au lit.

28 janvier. — Le malade qui gardait le lit et ne toussait pas,
est pris tout d'un coup d'un grand frisson, avec point de côté à
gauche et matité en arrière du même côté; une toux assez intense
se déclare en même temps; le pouls est à 100, la langue est devenue jaunâtre; je crois à un commencement de pneumonie.
J'ordonne dix sangsues sur le côté douloureux, vomitif avec un

mélange de 1 gramme d'ipéca et 0,05 centigrammes de tartre stibié divisé en trois paquets. — Loch blanc — infusion de fleurs pectorales.

30 janvier. — Vers 9 heures du matin, le malade est pris subitement d'un sentiment de faiblesse indicible; il existe un accablement extrême; la respiration est très-embarrassée; on dirait qu'une congestion sanguine a apparu subitement dans le poumon; il existe des râles muqueux en grande abondance; le malade expectore de nombreux crachats mêlés de sang. Le pouls est petit, irrégulier, il bat 150 fois à la minute; l'état du malade est très-grave. Peu à peu cependant le calme reparaît et dans la soirée survient un mieux très-sensible; le pouls se régularise et ne bat plus que 108 fois à la minute.

31 janvier. — Le malade a passé une assez bonne nuit, lorsque, dans la matinée, les mêmes symptômes que la veille se reproduisent. En effet, Salvy est pris tout d'un coup d'une faiblesse èxtrême, de nombreux râles muqueux apparaissent subitement dans les bronches. Expectoration de nombreux crachats teintés de sang, prostration extrême. On dirait qu'il existe chez le malade un état d'adynamie profonde; en effet, par suite d'une exsudation sanguine qui a lieu à travers la muquense, la langue se trouve recouverte d'un enduit brunâtre qui n'est autre chose que du sang extravasé. Le pouls est petit, irrégulier; il bat 158 fois à la minute; cet état ne peut se prolonger longtemps sans entraîner la mort. Dans l'après-midi, cependant, se produit un mieux sensible qui ne fait que s'accentuer davantage pendant la nuit.

La reproduction d'un état qui, la veille, m'avait donné de grandes inquiétudes, me prouve qu'il existe dans cette congestion subite du poumon un caractère de périodicité, qui, par suite de l'importance de l'organe affecté, constitue un danger très-grand pour la vie du malade, je commence à soupçonner l'existence de l'ataxie vaso-motrice, et je reconnais que j'ai eu affaire à deux accès à forme pernicieuse dépendant de cette affection. J'interroge le malade qui me dit qu'il éprouve du bruit dans les oreilles, qu'il a vu du brouillard devant les yeux, et qu'il a eu des battements de cœur. Le doûte n'est plus possible, je me trouve en présence de poussées congestives périodiques dépendant de l'ataxie vaso-motrice. J'ordonne donc une potion contenant un gramme de sulfate de quinine, laquelle devra être prise par cuillerées, de trois en trois heures.

1ᵉʳ février. — L'accès ne s'est pas reproduit ; les crachats sanguinolents ont diminué ; la fièvre est à 100. — Continuer la quinine.

2 février. — Le mieux est très-sensible, pouls à 84. — Continuer la même médication.

3 février. — Pouls à 68, guérison complète.

Cette observation nous montre que le poumon, comme la muqueuse buccale, comme tous les autres organes, peut être le siège de poussées congestives de nature périodique, et que dans ce cas le sulfate de quinine administré au début peut faire avorter une congestion, peut-être même une inflammation en voie de développement. Si maintenant on suppose que ces poussées congestives se produisent avec une intensité beaucoup moindre et pour ainsi dire d'une manière latente, la persistance de ces petits accès localisés sur le poumon pourra, en agissant d'une manière chronique et par suite de la modification de la circulation intime de cet organe, déterminer sourdement la production de lésions organiques qui, petit à petit, pourront arriver à la production des tubercules pulmonaires. Chacun sait, en effet, la fréquence du développement de la phthisie chez les femmes atteintes de chlorose ou plutôt d'ataxie vaso-motrice chronique ; chacun sait combien il est commun de trouver chez les phthisiques un petit mouvement de fièvre se reproduisant périodiquement chaque jour. En considérant cet état fébrile comme symptomatique de la présence des tubercules, comme on le fait généralement, ne prend-on pas quelquefois la cause pour l'effet ?

Au sujet des réflexions qui précèdent, je me permettrai, non pas de rapporter une observation, attendu
que je n'ai jamais vu le malade, mais de donner un
aperçu lointain de la maladie de ce dernier. Voici
ce dont il s'agit : dans le courant du mois de mai
1873, je me trouvai en relation d'affaires avec
un des avocats les plus distingués de Toulouse,
Monsieur X...., qui me parla de son fils âgé de
vingt ans, jeune homme bien portant jusqu'alors,
et me dit que depuis un mois environ ce dernier n'était
pas bien, qu'il avait tantôt des frissons, tantôt des
bouffées de chaleur ; qu'il était d'une faiblesse
très-grande, et éprouvait des douleurs vagues dans
tout le corps. Il me dit aussi que son fils n'avait pas
d'appétit, était très-constipé et éprouvait de temps en
temps des battements de cœur. A cette époque-là, sous
l'influence de la saison sans doute, j'observais l'ataxie
vaso-motrice d'une manière très-fréquente, sans cependant qu'il fût possible de trouver un seul cas de
fièvre intermittente dans toute la contrée. Je voyais
chaque jour se développer une foule de maladies diverses qui, pour la plupart, avaient pour origine l'ataxie
vaso-motrice ; le sulfate de quinine dans toutes ces maladies donnait d'excellents résultats. Le jeune X....
était absent de Toulouse ; il me fut impossible de le
voir, néanmoins les renseignements donnés par son
père me suffisaient pour pouvoir diagnostiquer quand
même cette affection. Je me contentai de dire à Monsieur X.... que malgré l'absence de symptômes de
périodicité bien constatés, je considérais la maladie de

son fils comme une ataxie vaso-motrice et que le sulfate
de quinine serait un médicament qui le guérirait en peu
de jours. J'ajoutai que cette affection pourrait, si elle
n'était pas bien traitée, localiser son action sur un ou
plusieurs organes et que tant que le malade ne serait
pas débarassé de cette influence morbide, il serait
chaque jour exposé à voir survenir une complication
ou une maladie. J'ajoutai que cette maladie, si elle
se développait, pourrait prendre une marche aiguë ou
chronique dont, pour le moment, il ne m'était pas
possible de déterminer ni le siège, ni l'importance.
Monsieur X.... parla ou non à son médecin de ma
manière d'envisager la maladie de son fils, bref je
sus plus tard que le sulfate de quinine n'avait pas été
administré. Ainsi que je l'avais prédit, le malade continua
encore pendant une quinzaine de jours à éprouver
des congestions plus ou moins variables dans leur
siège, lorsque tout d'un coup, fait que je n'avais pu
préciser, survint une congestion très-intense du poumon, et une hémoptysie qui faillirent emporter subitement le jeune malade. D'après ce qui m'a été rapporté,
le traitement classique de l'hémoptysie fut appliqué;
mais il ne fut nullement fait usage du sulfate de quinine
pour couper court aux congestions réitérées et journa-
lières, à ces accès locaux, pour mieux m'exprimer, qui,
d'après ma théorie, paraissaient se reproduire soit périodiquement, soit d'une manière irrégulière sur le
poumon. Le malade continua à se soigner et à souffrir
plus ou moins pendant un ou deux mois, lorsque j'appris que le médecin qui le traitait avait diagnostiqué

une phthisie. Le jeune X.... ne tarda pas, en effet, à succomber quelques mois après.

Ce fait est resté gravé dans ma mémoire; j'ai toujours cru que le traitement de l'ataxie vaso-motrice qui existait au début, aurait, s'il avait été institué en temps utile, enrayé les congestions se reproduisant avec persistance sur le poumon, et par suite, aurait empêché le développement de la maladie organique qui a emporté le malade. Evidemment cette appréciation est très-hasardée; mais la marche d'autres congestions qu'il est plus facile de suivre, parce qu'elles sont plus superficielles, m'autorise jusqu'à un certain point à émettre une pareille opinion. Celle-ci, du reste, est corroborée chaque jour par des faits analogues qui se présentent à mon observation.

OBSERVATION IX. — Ramond Justine, blanchisseuse, âgée de vingt-trois ans, demeurant à Toulouse, est rentrée à Saint-Julia chez ses parents pour se faire soigner. Le 17 novembre 1875, elle me fait appeler et me raconte qu'elle est malade depuis le commencement d'août 1875. A cette époque, elle a commencé à pâlir et est devenue très-faible. Elle attribue sa maladie au violent chagrin qu'elle a éprouvé à la suite d'un projet de mariage qui a échoué. Quoique se sentant faible et fatiguée, elle a continué à travailler jusqu'au commencement de novembre, époque où voyant qu'elle était dans l'impossibilité absolue de gagner sa vie à Toulouse, elle est revenue à Saint-Julia. Justine Ramond me raconte qu'au début de sa maladie elle toussait beaucoup et était très-faible; s'étant présentée à la consultation de l'Hôtel-Dieu de Toulouse, on lui a ordonné du vin de quinquina, du chlorhydrophosphate de chaux, et de la tisane de lichen coupée avec du lait. Depuis deux mois, la malade ne tousse plus, mais elle est extrêmement faible, et ne peut travailler. Il existe une douleur névralgique au niveau du creux épigastrique; cette douleur persiste

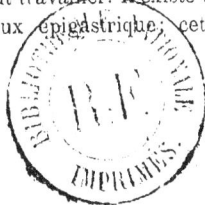

7

depuis le mois d'août; la région lombaire est aussi un peu douloureuse, mais les digestions se font bien, les aliments ne fatiguent
pas l'estomac. A certains moments, la tête devient douloureuse,
Justine Ramond ne se plaint pas cependant d'avoir les membres
endoloris. Les traits de la malade expriment la tristesse et l'abattement; à aucun prix elle ne veut quitter le coin de son feu, pour
sortir et aller se distraire avec ses camarades qui l'y engagent.
A certaines heures de la journée, la face devient pâle, terreuse,
en même temps la physionomie est terne et abattue; à d'autres
moments, la coloration du visage et l'expression du regard semblent appartenir à une personne bien portante. L'appétit est mé-
diocre, tantôt Justine Ramond mange avec assez de plaisir, tantôt
elle paraît avoir une espèce de répulsion pour les aliments. Elle
a, dit-elle, une appétence particulière pour la salade, le vinaigre,
et surtout les oignons, ce qui n'existait pas avant sa maladie. La
langue est très-légèrement blanche à sa surface, et rouge à la
pointe et sur les bords. La malade, sans être très-constipée, va cependant à la selle avec une certaine difficulté.

Sulfate de magnésie............ 30 grammes
à prendre dans trois quarts de litre d'eau, le matin à jeun.
Vésicatoire au creux épigastrique. En même temps, à dater du
lendemain, je conseille de prendre à chaque repas un paquet du
mélange suivant :

Sous-carbonate de fer.......... 14 grammes
Rhubarbe en poudre............ 6 grammes
Mêlez — Divisez en quarante paquets.
Vin de quinquina............... 500 grammes
un petit verre le matin et l'après-midi.

Ce traitement est suivi avec persévérance pendant un mois
environ, sans résultat; l'état de la malade reste le même.

17 décembre. — Je vois de nouveau Justine Ramond qui se
plaint d'éprouver de temps en temps, c'est-à-dire chaque deux,
trois ou quatre jours, une sensation de froid assez marquée pour
la faire grelotter quoique étant au coin de son feu. Dans la journée, il existe à certains moments des bouffées de chaleur, quelquefois même de la sueur; en même temps Justine Ramond a presque

continuellement froid aux pieds. Pendant la nuit, elle a souvent
d'abondantes transpirations; au moment de l'examen, la malade
se plaint d'avoir la figure en feu et les pieds glacés. D'autres fois
elle croit entendre un bruit de cloches, ou bien elle a des bourdonnements d'oreille; rarement elle voit des brouillards devant les
yeux; elle se plaint d'avoir à certains moments la bouche sèche et
amère; elle a souvent des palpitations de cœur. D'une heure à
l'autre le pouls de la malade offre des variations considérables;
il n'y a rien de régulier dans la marche de ces symptômes.

Depuis le mois d'août Justine Ramond n'a plus vu ses règles;
je lui demande avec insistance si par hasard elle ne serait pas
enceinte; elle m'affirme de la manière la plus formelle qu'elle ne
s'est pas exposée à le devenir et que par conséquent il n'en peut être
ainsi. L'avenir a démontré que Justine Ramond déguisait la vérité.
Depuis plusieurs mois, celle-ci est en proie à une insomnie
opiniâtre; à peine peut-elle dormir une ou deux heures chaque
nuit; pendant son sommeil, elle est sujette à des rêvasseries continuelles. La langue est légèrement blanche à la surface et rouge
à la pointe.

> Huile de ricin.................... 30 grammes
> Sirop de Tolu.................... 30 grammes
> Mêlez. — A prendre à jeun.

J'ordonne ensuite pour le lendemain la potion suivante, que
la malade prendra à raison de deux cuillerées chaque huit heures.

> Sulfate de quinine................... 2 grammes
> Acide sulfurique...................... 6 gouttes
> Sirop de fleur d'oranger........... 100 grammes
> Eau....................................... 200 grammes
> Mêlez.

La médication quinique est continuée chaque jour, à la même
dose, jusqu'au 30 décembre.

Je vois de nouveau la malade le 31 décembre; elle a bien passé
la journée précédente; la douleur au creux épigastrique n'a pas

reparu ; l'aspect de la physionomie s'améliore ; l'appétit renaît ; les forces reviennent ; le pouls ne bat plus que 64 fois à la minute.

1er januier 1876. — Le mieux continue ; le pouls est toujours à 64. — Vin de quinquina.

2 janvier. — L'amélioration s'accentue de plus en plus ; la malade a pu faire quatre ou cinq kilomètres à pied sans être fatiguée ; la face est colorée, l'œil est brillant ; Justine Ramond a repris ses anciennes habitudes, elle promène avec ses compagnes, et se dit entièrement rétablie.

6 janvier. — Justine Ramond vient me voir une dernière fois ; elle est fraîche et très-bien portante, le lendemain elle va se placer comme cuisinière chez une famille de Saint-Julia qui habite Toulouse pendant l'hiver. Elle passe plusieurs mois avec ses maîtres et les quitte brusquement dans le courant d'avril, quinze jours seulement avant son accouchement qu'elle va effectuer à l'hôpital. Cette jeune fille, malgré les questions pressantes que je lui avais adressées, m'avait trompé ; jusqu'au dernier moment, elle avait caché son état à ses maîtres qui furent on ne peut plus étonnés en apprenant la cause qui l'obligeait à les quitter.

Cette observation prouve que la chlorose ou ataxie vaso-motrice chronique, quand elle existe chez une femme enceinte, peut être guérie en quinze jours, au moyen du sulfate de quinine, alors que la médication ferrugineuse suivie avec persévérance pendant un mois est restée inefficace. Elle montre aussi que le sulfate de quinine, administré à dose moyenne chez cette dernière, ne nuit en rien à la marche de la grossesse, et qu'il peut aider au contraire celle-ci à arriver à terme sans accident.

OBSERVATION X. — Le 24 mai 1875, je fus appelé à la métairie de Bario grando, commune de Saint-Julia, pour voir la nommée Marie Cabanial, métayère, âgée de dix-huit ans. Cette jeune fille, très-bien réglée depuis l'âge de treize ans, n'a jamais été malade. Il

y a un mois environ, en voulant arrêter une paire de bœufs, qui
s'étaient emportés, elle fut renversée, foulée aux pieds, et éprouva
une frayeur très-violente. Elle n'eut cependant aucun mal, mais depuis cette époque elle n'a plus été la même. Elle n'a jamais cessé de
travailler, mais le lendemain de l'accident, elle a commencé à
avoir des tournements de tête et a perdu complètement l'appétit.
En même temps elle raconte qu'elle a éprouvé des frissons, des
bouffées de chaleur ; les jambes sont devenues douloureuses, puis
peu à peu elle s'est mise à souffrir du bas-ventre, des bras et
surtout des reins. De temps en temps, elle éprouve quelques
douleurs de tête, mais ces douleurs sont peu accusées. Les
selles sont restées normales jusqu'à ces derniers jours ; actuelle-
lement elle est très-constipée. Les règles sont venues à leur
époque, mais elles ont été considérablement diminuées. Aujour-
d'hui l'appétit est complètement perdu ; la langue est blanche,
très-légèrement jaunâtre, et un peu rosée à la pointe ; ce matin,
à plusieurs reprises, elle a eu des nausées, mais elle n'a pas
vomi. Il existe quelques brouillards devant les yeux, mais la malade n'entend pas de bruit dans les oreilles. La faiblesse est si
grande, dit Marie Cabanial, qu'elle peut à peine se traîner et est
forcée d'abandonner son travail. Au moment où je l'examine, à
dix heures du matin, le pouls bat soixante fois à la minute. La
malade se plaint d'éprouver chaque jour, vers cinq heures du
matin, une grande chaleur au creux épigastrique, des fadeurs
d'estomac et une faiblesse extrême allant presque jusqu'à l'évanouissement. Pendant qu'elle éprouve cette sensation, il n'existe
ni frissons, ni sueur. Cette forte sensation de chaleur au creux
épigastrique, se reproduit deux ou trois fois tous les matins de
cinq à six heures ; il y a déjà quinze jours que ces phénomènes
se répètent à la même heure. Dans le courant de la journée,
entre midi et deux heures, la malade se sent plus faible et transpire un peu ; vers les deux heures tout cela disparaît. La figure
de Marie Cabanial exprime l'abattement et la souffrance ; le teint
qui est ordinairement très-coloré, est devenu très-pâle. Les
douleurs multiples et mobiles qu'elle éprouve, tantôt aux bras,
aux jambes, au tronc, etc., sont ce qui l'affecte le plus pour le
moment. Il n'existe pas de palpitations de cœur.

Ipécacuanha en poudre...... 1 gramme
Tartre stibié...................... 0,05 centigrammes
  Mêlez — Divisez en trois paquets.
Sulfate de quinine............ 2 grammes
Extrait de quinquina.......... 2 grammes
  f. s. a. 20 pilules — une pilule chaque trois heures.

28 mai. — Je revois la malade; elle se trouve mieux; les forces sont un peu revenues; le malaise qui s'emparait d'elle à certaines heures a bien diminué; elle mange avec plus d'appétit. Les douleurs ont en grande partie disparu.

Continuation du sulfate de quinine.

30 mai. — Les forces sont entièrement revenues, le malaise qui se reproduisait périodiquement à certaines heures n'existe plus, il en est de même des douleurs aux différentes parties du corps; l'appétit est excellent, Marie Cabanial me dit qu'elle ne s'est jamais aussi bien portée. Guérison complète.

Relativement à l'étiologie de l'affection que j'étudie, cette observation est remarquable en ce qu'elle démontre d'une manière bien précise l'influence d'une émotion morale vive telle que la peur sur le développement de l'ataxie vaso-motrice. Elle prouve en même temps que la périodicité dans le retour de certains symptômes morbides, peut exister en dehors de toute influence palustre. Si la maladie n'eût pas été enrayée en temps utile, probablement, ainsi que je l'ai eu vu dans d'autres cas analogues, elle aurait donné lieu à un état fébrile à forme rémittente; et celui qui n'aurait pas connu la cause certaine du développement de cet état fébrile, aurait été tenté de l'attribuer à l'intoxication par le miasme paludéen.

OBSERVATION XI. — Au mois de mai 1874, la femme Pagès, âgée de quarante-deux ans, propriétaire, demeurant au hameau de Thomas, commune de Nogaret (Haute-Garonne), commença à se plaindre d'un malaise général qui survenait sans aucune régularité à toute heure de la journée. Elle avait des frissons, des bouffées de chaleur, et transpirait à certains moments, mais ces divers symptômes n'avaient rien de régulier dans leur apparition. Au moindre exercice, cette malade était fatiguée ; ses jambes étaient faibles et endolories ; d'autres fois elle voyait comme une sorte de brouillard devant les yeux, elle entendait du bruit dans les oreilles ; la face qui naturellement était pâle, avait pris une teinte jaune verdâtre ; la langue était chargée et jaunâtre ; les selles étaient dures, difficiles ; il existait un embarras gastrique à forme bilieuse. Pendant plus d'un mois cette femme resta dans cet état, espérant une amélioration qui ne venait pas ; vaquant ainsi, tant bien que mal, aux occupations de son ménage. Au moment où je l'examinai pour la première fois dans le courant de mai 1874, le pouls battait soixante-cinq fois à la minute, j'ordonnai un vomitif et une potion de 300 grammes avec 2 grammes de sulfate de quinine à prendre en trois jours. Au troisième jour il y avait une amélioration sensible ; l'appétit était revenu, ainsi que les forces ; le malaise avait disparu ; j'ordonnai un gramme de sulfate de quinine par vingt-quatre heures pendant deux jours encore, et au bout de ce temps-là la guérison était complète. Je rencontrai plusieurs fois cette femme dans le courant des mois de juillet et août, elle était très-bien portante.

Le 30 août, je fus appelé de nouveau auprès de cette femme qui était malade depuis deux jours. En arrivant auprès d'elle, je la trouvai très-pâle ; elle avait une forte fièvre ; le pouls battait 120 fois à la minute. Elle souffrait, disait-elle, d'une chaleur insupportable, qui, à certains moments, envahissait son corps. A plusieurs reprises, elle avait éprouvé des alternatives de frissons et de bouffées de chaleur. La tête, les membres, le tronc étaient plus ou moins sensibles ; ces douleurs étaient mobiles quant à leur siège, et leur intensité était des plus variables. Depuis deux jours elle n'avait pas fermé l'œil ; la fièvre ne la quittait pas, à certains moments elle se sentait plus accablée ; elle avait, disait-elle, des reprises qui se produisaient sans aucune espèce de régularité. Les tintements d'oreille, les brouillards devant les yeux, la constipation et l'embarras gastrique à forme bilieuse avaient reparu. En un mot, la maladie qui l'avait quittée depuis deux mois, se manifestait de nouveau, accompagnée d'un état fébrile à forme rémittente. J'ordonnai un vomitif avec un gramme d'ipéca et cinq centigrammes de tartre stibié en trois paquets, à prendre de quart d'heure en quart d'heure jusqu'à vomissement, et pour le lendemain une potion de 300 grammes avec 2 grammes de sulfate de quinine, à prendre par cuillerées de trois en trois heures, soit, 0,80 centigrammes de sulfate de quinine par jour. Le vomitif fut pris à l'heure indiquée; mais ayant été accompagné de trop d'eau tiède avant que les vomissements ne se fussent produits, l'effet émétique n'eut pas lieu; en revanche, la malade alla de nombreuses fois à la selle. Dans la soirée, la femme Pagès se sentit plus souffrante; elle fut saisie d'un froid glacial et immédiatement après elle eut une syncope; puis survint une forte chaleur et elle reprit ses sens. Pendant deux heures environ, la malade se trouva beaucoup mieux, mais ce calme trompeur ne fut pas de longue durée, car dans la nuit elle s'évanouit encore, et, au dire de la famille, resta dans un accablement profond pendant plusieurs heures. On la vit si malade, qu'à deux heures du matin on se décida à venir me prendre à Saint-Julia. Pendant que je m'habillais et que l'on attelait ma voiture, l'exprès me racontait les symptômes qu'il avait observés chez la malade. Reconnaissant que la femme Pagès avait été atteinte de deux syncopes à forme pernicieuse résultant d'une localisation de l'ataxie vasomotrice, je dis à cet homme de ne pas m'attendre, de partir en toute hâte, et de faire absorber au plus vite à la malade la potion au sulfate de quinine. Trois quarts d'heure après j'étais rendu auprès de la femme Pagès; elle avait repris connaissance, avait parlé à ceux qui l'entouraient, et d'elle-même avait pu s'asseoir sur son lit pour boire un bol de tisane. A peine étais-je entré dans la chambre qu'elle s'évanouit une troisième fois; j'examinai son pouls, c'était celui d'une agonisante, la respiration était stertoreuse, les yeux hagards; j'essayai en vain de lui faire avaler quelques cuillerées de la potion au sulfate de quinine, qui n'avait pas été encore administrée; elle eut deux ou trois mouvements convulsifs et expira en ma présence. Cette malade venait de mourir d'une syncope à marche pernicieuse, se trouvant sous la dépendance de l'ataxie vaso-motrice. Il est pour moi hors de doute que si la médication quinique avait pu être instituée en temps utile, cette femme ne serait pas morte.

OBSERVATION XII. — Marie Laprade, ménagère, agée de vingt-cinq ans, demeurant à la Barrière, commune d'Aguts (Tarn), me fait appeler le 18 août 1874; elle me raconte qu'elle est malade depuis six semaines, sa maladie a débuté pendant qu'elle était occupée à moissonner. Elle commença à souffrir d'une névralgie temporo-maxillaire qui survenait chaque après-midi vers quatre heures, durait toute la nuit, et disparaissait lorsqu'elle se levait, vers quatre heures du matin, pour continuer son travail. Marie Laprade ne pouvait cligner l'œil de la nuit, et avait souvent des frissons. Dans la journée ces derniers se faisaient moins sentir; elle avait surtout des suffocations qui ne duraient que quelques minutes; elle ne transpirait pas plus qu'à l'ordinaire. Ses jambes étaient courbaturées; elle était beaucoup plus faible qu'à l'état normal; néanmoins elle continuait de travailler. Sur le soir la faiblesse et l'abattement redoublaient, les bras et les muscles de la région lombaire étaient plus endoloris. La bouche était amère, pâteuse; la langue était jaunâtre; l'appétit était complètement perdu par suite de l'embarras gastrique à forme bilieuse qui existait chez cette malade. De temps en temps survenaient des étourdissements; la tête était lourde, pesante; il existait des bourdonnements d'oreille et souvent une sorte de brouillard venait obscurcir la vue. Lors de la dernière période menstruelle, les règles étaient venues comme à l'ordinaire. Actuellement il existe de temps en temps des palpitations de cœur; le jour où je vois Marie Laprade pour la première fois, elle n'a pu travailler; elle est très-faible; tous ses membres sont endoloris, et elle se plaint, depuis quelques jours surtout, d'avoir des frissons et des bouffées de chaleur dans la journée. La névralgie se fait sentir, surtout vers quatre heures du soir, mais elle apparait plutôt dans l'après-midi; l'heure de son apparition n'est pas aussi bien réglée qu'au début. Malgré les fortes chaleurs qui existent à cette époque de l'année, la malade est obligée de s'habiller d'hiver; elle a toujours froid. Par l'ensemble des symptômes, reconnaissant l'existence de l'ataxie vaso-motrice, et considérant la névralgie comme une localisation congestive et périodique de cette dernière, j'ordonne d'abord un vomitif afin de me debarrasser de l'embarras gastrique, puis deux grammes de sulfate de quinine en vingt pilules à prendre, au nombre de deux, de six en six heures.

23 août. — La malade éprouve un mieux très-sensible; la névralgie a à peu près disparu; tous les autres symptômes se sont plus ou moins amendés; les forces commencent à revenir; je fais continuer encore le sulfate de quinine pendant trois jours.

26 août — Marie Laprade est aussi vigoureuse qu'avant sa maladie; toute douleur a disparu; la guérison est complète.

OBSERVATION XIII. — Pauline Ramond, ménagère, âgée de vingt-cinq ans, demeurant à Saint-Julia, se présente dans mon cabinet aujourdhui 28 juin 1875; elle nourrit son enfant, et se dit malade depuis trois mois. Elle est très-faible, extrémement abattue, n'a pas d'appétit, éprouve souvent des frissons et des bouffées de chaleur dans le courant de la journée; vers deux heures de l'après-midi elle est beaucoup plus souffrante, elle éprouve un sentiment de faiblesse indicible. Cette femme est très-constipée et se plaint de rendre du sang en allant à la garde-robe. Les jambes sont un peu courbaturées; à certains moments elles sont douloureuses. Chaque après-midi, au moment où elle se sent si affaissée, il se produit, à deux ou trois reprises différentes, des douleurs abdominales très-vives qui arrachent des cris à la malade; ces douleurs abdominales sont accompagnées d'éructations, d'envies de vomir; on dirait que sous l'influence d'une poussée congestive se produisant sur le péritoine, ces nausées, ces éructations surviennent d'une manière sympathique comme dans les cas de péritonite. Pendant la nuit et la matinée, les douleurs à l'abdomen cessent. Pauline Ramond a la langue blanc jaunâtre; l'appétit est perdu; elle éprouve des bourdonnements d'oreille et à certains moments croit voir des brouillards devant les yeux; elle dépérit à vue d'œil; son lait diminue chaque jour; dans l'après-midi l'enfant pleure pendant fort longtemps. On dirait, dit-elle, qu'au moment du redoublement la sécrétion du lait s'arrête; les seins paraissent vides. Bien que les chairs de l'enfant soient molles, ce dernier se porte assez bien.

Ipécacuanha en poudre............. 1 gramme.

Tartre stibié............................ 0,05 centigrammes.

Mêlez — Divisez en trois paquets.

Pour le lendemain j'ordonne une pilule contenant dix centigrammes de sulfate de quinine, à prendre chaque trois heures.

30 juin. — La malade vient me voir de nouveau ; elle est un peu moins souffrante ; je fais continuer les pilules.

3 juillet. — Le mieux s'accentue de plus en plus ; les forces reviennent peu à peu ; les symptômes vont en s'amoindrissant de jour en jour.

5 juillet. — Dans l'apres-midi il n'existe plus ni douleur à l'addomen, ni nausées ; la sécrétion lactée se fait d'une manière régulière, le malaise a disparu ; l'appétit est excellent ; les forces sont complètement revenues. Guérison complète.

OBSERVATION XIV. — Le 30 mars 1874 s'est présentée pour la troisième fois à mon cabinet, la femme Jeanne Egril, âgée de vingt-huit ans, dont le mari est maître-valet à la métairie de Petit Pérès, commune de Montégut (Haute-Garonne). Cette femme d'une bonne santé habituelle, est ordinairement bien réglée ; elle est malade depuis deux mois environ, et à deux reprises différentes elle a eu déjà recours à mes soins. Malheureusement, comme la plupart des travailleurs de campagne, dès qu'elle s'est sentie un peu soulagée, elle a abandonné tout traitement ; aussi est-elle revenue bientôt plus malade que jamais. Elle me raconte qu'il y a deux mois, sous l'influence du froid, elle a éprouvé des douleurs au niveau des parois de la poitrine et dans les flancs ; ces douleurs très-vives se réveillaient avec une intensité plus grande encore, dès qu'elle faisait le moindre mouvement ; c'est le symptôme qui l'affectait le plus à cette époque. En même temps elle était devenue très-faible, avait perdu l'appétit, et éprouvait tantôt des frissons, tantôt des bouffées de chaleur. Ces alternatives de froid et de chaud se produisaient plusieurs fois par jour, et n'avaient aucune régularité dans leur apparition. Elle me fit remarquer qu'à certains moments, une partie du corps lui paraissait glacée, tandis que la chaleur était insupportable dans d'autres parties. Cependant la sensation de froid paraissait dominer, et ce qui le prouve, c'est que, quoique vêtue de gros hiver, elle était obligée de demeurer auprès de son feu. Ces alternatives de frissons et de chaleur se produisaient jusqu'à sept à huit fois par jour environ. En même temps, les reins, les membres inférieurs, la tête étaient le siège de douleurs plus ou moins vives ayant un caractère de mobilité remarquable, et survenant d'une façon irrégulière. Au moment où j'examinai la malade pour la première fois, le pouls battait 90 fois à la minute; la langue était blanche, et rouge à la pointe.

J'avais affaire à un cas bien accentué d'ataxie vaso-motrice; j'ordonnai 25 grammes d'huile de ricin, et pour le lendemain une potion avec 0,80 centigram. de sulfate de quinine, à prendre par cuillerées de deux en deux heures. Au bout de trois jours, la malade étant beaucoup mieux, cessa d'elle-même, sans me consulter, toute médication. Mais l'affection, qui avait été un moment enrayée dans sa marche, ne tarda pas à reparaître; huit jours après les mêmes symptômes se manifestèrent de nouveau, et la malade vint me voir une seconde fois. J'ordonnai la même dose de sulfate de quinine, qu'elle continua ainsi à prendre pendant quatre jours; au bout de ce temps-là, se croyant entièrement guérie, malgré ma recommandation expresse, elle cessa tout traitement. L'appétit était en effet bien revenu; les douleurs avaient entièrement cessé, et Jeanne Egril avait pu reprendre son travail. Elle demeura ainsi pendant quinze jours assez bien portante; au bout de ce temps elle reconnut qu'elle devenait faible de nouveau, qu'elle perdait l'appétit; de nouvelles douleurs s'étaient réveillées au niveau de la partie médiane de l'abdomen; les jambes, les bras étaient endoloris. Jeanne Egril me fait aujourd'hui remarquer que lorsque sa maladie avait débuté, ainsi que lors de sa première rechute, les douleurs et l'accablement apparaissaient d'une manière irrégulière, soit le jour, soit la nuit. Actuellement, dit-elle, il y a une recrudescence qui apparaît tous les jours vers trois heures de l'après-midi; à ce moment-là les souffrances générales et l'accablement deviennent beaucoup plus intenses. La faiblesse est telle qu'elle est obligée de se coucher; le ventre lui-même paraît se ballonner et devient extrêmement douloureux. Je lui demande si au moment de l'accès le froid ou la chaleur est plus intense, elle me répond qu'en ce moment-là elle n'éprouve ni plus ni moins de chaleur qu'à l'ordinaire, mais qu'elle est extrêmement affaissée. Aujourd'hui, 30 mars, à onze heures du matin, moment où je vois la malade, je constate les symptômes suivants : la face est pâle, même un peu jaunâtre; la physionomie exprime l'abattement; la langue est blanche à la surface et rouge à la pointe. Comme au début de sa maladie, elle éprouve des frissons et des bouffées de chaleur qui reviennent sans aucune régularité. Elle a eu grand'peine pour se traîner jusqu'à mon cabinet; elle est dominée par un sentiment de fatigue et un besoin de repos des plus marqués. Jeanne Egril a horreur des aliments; mais elle a une soif que rien ne peut apaiser; en même temps elle éprouve une forte constipation.

Huile de ricin............................ 30 grammes

Le 3 avril, la malade commence à faire usage de sulfate de quinine à raison de 0,80 centigrammes par jour, frictions abdominales avec un liniment térébenthiné. Malgré mes conseils, elle cesse de nouveau toute médication.

6 avril. — La malade est beaucoup plus souffrante; je me transporte à son domicile. Elle se plaint d'une violente douleur névralgique, qui siège au niveau de la tempe gauche; cette sensation, pour le moment, domine toutes les autres. Dans la matinée, tantôt elle souffre, tantôt elle n'éprouve qu'une douleur relativement assez faible; mais, vers trois ou quatre heures de l'après-midi, la douleur devient intolérable; en ce moment-là les muscles de la paupière gauche se contractent convulsivement; elle ne peut ouvrir l'œil; le moindre bruit détermine les souffrances les plus vives. Tout le côté gauche de la face est plus ou moins douloureux; la douleur semble s'irradier principalement autour du point sus-orbitaire. Au moment où, vers trois heures, cette douleur atteint son maximum d'intensité, la malade éprouve un frisson très-violent qui dure huit ou dix minutes. Ce frisson n'existait pas auparavant. En ce moment-là, épuisée par la douleur, elle tombe dans une sorte de prostration et d'anéantissement. La partie latérale gauche de la tête et du cou se couvre d'une sueur très-copieuse, qui dure une demi-heure environ; dès que cette sueur apparaît, la douleur

cesse et la malade s'assoupit. Au bout de deux heures environ, la sueur ayant disparu, il se manifeste, au niveau de la partie douloureuse, une sensation de fraîcheur qui ramène avec elle les souffrances; cependant ces dernières, quoique violentes encore, sont cependant un peu plus supportables. La malade a remarqué que cette sueur n'apparaissait qu'une seule fois par jour, à la fin du paroxysme douloureux. Vers sept ou huit heures du soir, la douleur névralgique, sans avoir entièrement disparu, ne se fait plus sentir qu'à certains moments; elle est alors beaucoup plus faible.

Dans le courant de la journée, surviennent tantôt des douleurs lombaires, tantôt des douleurs abdominales, se déplaçant avec la plus grande facilité. La malade n'a jamais beaucoup souffert ni des bras, ni des membres inférieurs, si ce n'est au début de la maladie. Le dégoût pour les aliments persiste; Jeanne Egril accuse des appétences bizarres; la langue est blanche, et rouge à la pointe; la peau a une couleur jaunâtre; il existe de la constipation; elle est extrêmement faible.

J'ordonne de nouveau un purgatif, et, pour le lendemain, une potion avec un gramme de sulfate de quinine, à prendre en trois fois de demi-heure en demi-heure, en commençant à huit heures du soir, immédiatement après l'accès.

8 avril. — L'effet du sulfate de quinine a été immédiat; la matinée a été bonne, la malade n'a pas souffert, a mangé avec un certain plaisir; l'après-midi a été assez calme jusqu'à quatre heures du soir. De quatre à cinq heures, la douleur névralgique s'est fait un peu sentir; il n'y a pas eu de sueur sur la partie latérale gauche du cou et de la tête. Pas de frissons, pas de bouffées de chaleur dans la journée; le mieux est assez sensible.

J'ordonne encore la même potion à prendre en trois fois, à demi-heure d'intervalle, immédiatement après l'accès.

9 avril. — Sauf deux ou trois élancements au côté gauche de la tête, la malade n'a pas souffert de la journée; l'appétit est revenu; il n'y a plus eu ni frissons, ni chaleur, ni sueur; le mieux s'accentue de plus en plus.

Continuation du sulfate de quinine à la même dose.

10 avril. — La journée a été très-bonne, aucune douleur ne se fait sentir; les forces reviennent; la malade a très-bon appétit.

Continuation de la quinine.

11 avril. — Toute douleur et tout symptôme morbide ont disparu ; la constipation persiste seule ; j'ordonne 30 grammes d'huile de ricin dans une potion édulcorée avec du sirop d'orgeat, et pour la dernière fois un gramme de sulfate de quinine en vingt pilules que la malade prendra à raison de cinq pilules par jour.

12 avril. — Guérison complète.

Au mois de novembre, cette femme quittait la commune en parfait état de santé, quelques mois plus tard l'ataxie vaso-motrice reparaissait, n'était pas traitée, une phthisie galopante se déclarait et en deux mois emportait la malade que je revoyais seulement quelques jours avant sa mort.

Observation XV. — Le 8 octobre 1874, je suis appelé à Revel (Haute-Garonne), pour donner mes soins à une jeune fille âgée de vingt ans, appelée Marie Gilibert. Cette jeune fille, ouvrière dans une tuilerie, est malade depuis quatre mois. Avant le début de sa maladie, elle n'a jamais été malade ; actuellement elle présente le type d'une chlorose des mieux caractérisées. Divers médecins ont, dit-elle, entrepris de la traiter, et cela sans résultat ; chacun de ces derniers m'a paru avoir pris le fer pour base du traitement. Cette jeune fille raconte qu'au début, elle devint malade peu à peu. Les jambes, la tête, les reins, les bras étaient douloureux, et elle éprouvait des frissons, ainsi que des bouffées de chaleur. L'appétit était un peu diminué ; de temps en temps se produisaient des palpitations de cœur ; les mois ne venaient qu'en très-faible quantité. Dans le courant de la journée, la malade éprouvait des lassitudes qui la laissaient sans force et sans courage ; ces lassitudes venaient en quelque sorte se surajouter à l'état de faiblesse dans lequel elle était ordinairement plongée. En même temps, elle entendait du bruit dans les oreilles : au dire des parents, l'œil était terne et abattu, la coloration de la face était d'un jaune presque verdâtre. Le sommeil était conservé, les selles étaient restées régulières ; mais un dégoût profond pour toute espèce de travail s'était emparé de cette jeune fille, cependant elle se rendait à sa journée qu'elle faisait tant bien que mal : Marie Gilibert me raconte que généralement elle était plus souffrante dans la matinée. Le 8 octobre, jour où la malade me fait appeler, elle me dit que depuis une semaine environ elle est beaucoup plus souffrante ; tous les symptômes du début se sont aggravés ; en outre, la tête et le ventre étant devenus plus douloureux, elle a été obligée d'interrompre son travail. Il existe de la fièvre ; les frissons et les bouffées de chaleur persistent comme au début, et le matin elle se trouve infiniment plus souffrante. Enfin, elle est arrivée à ne plus pouvoir dormir ; elle est très-constipée.

> Huile de ricin.................. 30 grammes.
> Sirop de Tolu.................. 30 grammes.
> Mélez — à prendre à jeun.

Le lendemain, la malade commence à prendre 0,80 de sulfate de quinine par jour, en absorbant deux pilules de 0,10 centigram. chaque six heures. Pendant huit jours ce traitement est continué.

Le 18 octobre, je revois la malade ; elle ne souffre plus de rien ; pendant la nuit elle dort parfaitement ; l'appétit est bien revenu ; les frissons, les bouffées de chaleur ont disparu ; la physionomie exprime la gaîté et l'enjouement ; le regard est vif et assuré comme auparavant ; les lèvres ont repris leur couleur rosée ; mais les forces ne sont pas encore entièrement revenues.

Continuer le sulfate de quinine.

20 octobre. — La malade n'est plus reconnaissable ; ses joues sont fraîches et colorées ; les forces sont ce qu'elles étaient avant la maladie ; Marie Gilibert a repris son travail à la tuilerie ; la famille ne sait comment m'exprimer sa reconnaissance.

Cette observation démontre que la chlorose se confond bien réellement avec l'ataxie vaso-motrice ; elle fait voir aussi, que là où les ferrugineux, employés par plusieurs médecins, pendant quatre ou cinq mois, n'ont pu aboutir à la guérison, le sulfate de quinine a eu raison de la maladie en moins de quinze jours.

OBSERVATION XVI. — Le 8 juillet 1874, je suis appelé à donner mes soins à la nommée Rose Ducel, métayère, âgée de 52 ans, demeurant à la métairie de Prapounet, commune d'Aguts (Tarn). Cette femme n'est plus réglée depuis près de dix ans. Jusqu'à l'année dernière elle s'était toujours très-bien portée, et n'avait été incommodée que par quelques varices à la jambe gauche. Sa maladie actuelle date de quatre mois; elle raconte qu'étant allée garder son troupeau, elle était partie de son habitation ayant le corps en sueur; il faisait un vent du nord très-froid; aussi éprouva-t-elle, surtout à la tête, une sensation de refroidissement qui se prolongea pendant plusieurs heures. Dès ce moment, elle commença à éprouver à la tête une sensation de fraîcheur plus ou moins marquée; elle se sentit courbaturée et demeura ainsi plusieurs jours au lit à transpirer. A plusieurs reprises, dans le courant de la journée, elle éprouvait des frissons qui parcouraient tout le corps, et étaient surtout beaucoup plus accusés vers le soir. Il existait à certains moments des fadeurs d'estomac ou bien des maux de tête plus ou moins violents; les membres, le thorax, la région lombaire étaient aussi le siège de douleurs mobiles assez intenses.

Actuellement je constate encore des douleurs musculaires au bas-ventre, aux bras, aux jambes, aux épaules et à la nuque. Les muscles péricraniens sont sensibles à la pression. A certains moments, la malade entend du bruit dans les oreilles et croit apercevoir comme un brouillard devant les yeux. La muqueuse olfactive est excessivement sèche; Rose Ducel est étonnée de n'avoir pas eu besoin de se moucher depuis fort longtemps; en se levant le matin, elle prétend éprouver une forte amertume de la bouche. De temps en temps apparaissent encore des frissons et des bouffées de chaleur; souvent la malade souffre de la tête, mais c'est tantôt l'après-midi, tantôt dans la matinée ou dans la nuit. Il se produit à certains moments des étourdissements qui font croire à la malade qu'elle va tomber. Rose Ducel est très-sensible au froid aux pieds; elle ne peut plus marcher sans chaussure, ce qu'elle faisait impunément avant sa maladie; elle transpire au moindre exercice, et dès qu'elle marche, elle est prise de battements de cœur qui la gênent beaucoup. La langue est blanche, et rouge à la pointe;

la malade est fortement constipée. Il n'existe aucune sorte de régularité dans l'apparition de ces divers symptômes.

Huile de ricin et sirop de Tolu, de chaque 30 grammes.
Mêlez — à prendre a jeun.

Pour le lendemain, j'ordonne 20 pilules de 0,10 centigrammes de sulfate de quinine, que l'on prendra une par une et de trois en trois heures.

12 juillet. — Quatre jours après le début du traitement, je vois de nouveau la malade, je trouve une amélioration sensible de tous les symptômes. Continuation du sulfate de quinine.

15 juillet. — La malade va de mieux en mieux. Continuer le même traitement.

18 juillet. — Tous les symptômes morbides existant depuis quatre mois ont disparu, Rose Ducel s'occupe sans inconvénient aux rudes travaux de la moisson; sa guérison est complète.

OBSERVATION XVII. — Le 29 mars 1874 s'est présentée dans mon cabinet la nommée Angélique Espert, ménagère, âgée de 31 ans, demeurant à la métairie de Gerlande, commune de Péchourcy (Tarn). Cette femme, ordinairement bien réglée, est malade depuis un mois; depuis lors elle a vu apparaître des pertes blanches qu'elle n'avait pas auparavant. Elle me raconte qu'au début de sa maladie, elle a commencé à souffrir de la région dorsale, où elle éprouvait une sensation qu'elle comparaît à une morsure. Peu à peu, dit-elle, est survenue une grande faiblesse; elle éprouve actuellement un tel besoin de repos, qu'elle n'a seulement pas la force de remuer les bras. Trois ou quatre fois par jour, la malade ressent des fadeurs d'estomac qui la font beaucoup souffrir. Plusieurs fois dans la journée, elle éprouve une sensation de froid entre les épaules, qu'elle dit n'être qu'une sorte de frisson; cette sensation va en augmentant de jour en jour. De temps en temps aussi se produit aux bras et aux épaules une sensation de chaleur, qui dure quelques minutes, et disparaît ensuite plus ou moins rapidement. Ni les membres, ni le tronc ne sont douloureux; mais la malade ne peut supporter d'être serrée à la taille ; dès que ses vêtements sont crochetés à la ceinture apparaît aussitôt une sensation de brûlure au creux épigastrique. A toute heure du jour ou de la nuit, le moindre mouvement, le moindre poids, le moindre contact exaspère cette douleur : la langue est blanche et rosée à la pointe ; l'appétit a disparu ; Angélique Espert me signale du côté du système nerveux une bizarrerie singulière qui s'est produite chez elle depuis qu'elle est malade ; elle éprouve le désir de manger de la viande qu'elle n'aimait pas avant sa maladie, tandis qu'elle a une sorte de répulsion pour les légumes qu'elle aimait au contraire beaucoup. Dans la journée surviennent de fortes suffocations et des palpitations de cœur très-violentes. Au moment de l'examen, le pouls bat 70 fois à la minute ; la malade n'accuse ni constipation, ni diarrhée. J'ordonne 25 grammes d'huile de ricin mêlé avec partie égale de sirop de Tolu, et pour le lendemain, 2 grammes de sulfate de quinine en 20 pilules, à prendre une chaque six heures.

4 avril. — Cette femme vient de nouveau me trouver ; la sensation de froid dans le dos a disparu, ainsi que les frissons et les bouffées de chaleur. La faiblesse persiste ; il en est de même du besoin de repos ; la langue s'est un peu nettoyée : Angélique Espert mange un peu au repas du matin ; mais, le soir, elle ne peut prendre aucune nourriture. Le désir de manger de la viande persiste encore. Lorsque la malade a pris un peu de nourriture, surtout après son repas du matin, la sensation de brûlure au creux de l'estomac est plus violente, elle ne peut alors rien supporter sur cette région ; la moindre pression exaspère la douleur. Au moment où je vois Angélique Espert, c'est-à-dire vers onze heures du matin, son pouls bat 96 fois à la minute ; les palpitations du cœur ont disparu ; les selles se maintiennent normales.

Je fais continuer le sulfate de quinine à la même dose de 0,40 par jour.

6 avril. — La malade vient me voir de nouveau ; elle n'éprouve plus la sensation de froid à la région dorsale ; mais de temps en temps elle y ressent une certaine cuisson. Les frissons, les bouffées de chaleur, les fadeurs d'estomac n'ont plus reparu ; la faiblesse est moindre, la névralgie intercostale a diminué

d'intensité, mais la région épigastrique est encore douloureuse
à la pression. Angélique Espert commence à pouvoir vaquer
un peu aux soins de son ménage, elle peut commencer à serrer
ses vêtements à la taille. L'appétit est complètement revenu ;
le travail de la digestion ne la fatigue plus, ni le matin, ni le
soir ; le désir de manger de la viande a disparu, et comme avant
sa maladie, elle préfère les légumes à la viande ; quoique à
onze heures du matin le pouls batte 80 fois à la minute, la
malade accuse un mieux très-sensible.

Continuation du sulfate de quinine à la dose de 0,25 matin
et soir.

8 avril. — La névralgie intercostale a entièrement disparu ;
cependant, de temps en temps, il existe encore une sensation
de chaleur au même point. La malade a remarqué que lorsque
cette sensation de chaleur disparaissait, elle était remplacée
par une légère sensation de froid le long de l'épine dorsale ;
cette dernière sensation ne dure que deux ou trois minutes.
Les fadeurs d'estomac n'ont pas reparu ; les forces reviennent ;
en prenant la précaution de se reposer de temps en temps,
Angélique Espert a pu reprendre son travail dans les champs.
Les vêtements peuvent être crochetés à la taille sans qu'il y ait
aucune douleur au creux épigastrique ; cependant si elle se
fatigue, elle finit, au bout d'un certain temps, par éprouver
encore une légère sensation de gêne dans cette région. La
langue est normale ; la malade a très-bon appétit. Au moment
de l'examen, à onze heures du matin, le pouls bat encore 74 fois
à la minute.

Continuation du sulfate de quinine à la même dose.

10 avril. — Les forces sont entièrement revenues, Angelique
Espert travaille dans les champs sans avoir besoin d'interrompre son travail pour se reposer ; elle peut impunément serrer
ses vêtements autour de la taille ; la pression au creux épigastrique n'est plus douloureuse.

13 avril. — Guérison complète.

Ce qui m'a frappé le plus dans cette observation,
c'est la lenteur avec laquelle a opéré la médication.

La malade ne prenait que 0,40 à 0,50 centigrammes de sulfate de quinine par jour ; cette dose était insuffisante. Pour obtenir rapidement un résultat utile, il faut employer une dose moyenne de 0,80 centigrammes dans les vingt-quatre heures.

OBSERVATION XVIII. — Le 30 septembre 1872, je vois dans mon cabinet le nommé Ramond Berty, âgé de seize ans, maître-valet au hameau de la Pastourie, commune de Saint-Félix (Hte-Garonne). Il me raconte que le 16 septembre, en labourant, il a été pris, vers trois heures après midi, d'un frisson général, et d'une grande douleur au ventre, qui a duré jusqu'à sept heures du soir. Cette douleur était accompagnée de besoins fréquents d'aller à la selle, à tel point que dans l'espace d'une demi-heure le malade a été jusqu'à cinq fois sur le vase avec diarrhée. A sept heures du soir, toute douleur et tout besoin d'aller à la selle avaient disparu. A son dire, la soirée, la nuit et la matinée du lendemain furent très-bonnes. Ramond Berty put reprendre ses occupations sans aucune difficulté.

Le 17 septembre, à trois heures après midi, survint un nouveau frisson avec grande douleur d'entrailles, qui dura jusqu'à cinq heures du soir ; ce jour-là il n'y eut pas de selles diarrhéiques.

18 septembre — De trois à sept heures du soir, nouvel accès, frissons, grandes douleurs de ventre, cinq ou six selles diarrhéiques.

Depuis ce jour-là, sauf les 20 et 26 septembre, il y eut chaque jour, à la même heure, un nouvel accès accompagné de cinq ou six selles liquides ; ces accès se continuèrent jusqu'au 30 septembre. Le 20 et le 26, il y eut seulement un peu de frisson et une très-légère douleur, les selles diarrhéiques ne se produisirent pas.

Aujourd'hui 30 septembre, jour où, pour la première fois, je vois le malade, il est cinq heures du soir, l'accès est revenu un peu plus tôt ; c'est vers les cinq heures du matin qu'il a apparu ; il a duré jusqu'à quatre heures du soir ; il y a eu douze selles liquides. Au moment de l'examen, la douleur de ventre et les selles ont disparu, le pouls bat 72 fois à la minute. Le malade m'affirme que pendant tout le temps que dure la douleur du ventre, il est saisi d'un froid glacial. Dès que la douleur et les selles diarrhéiques cessent de se produire, il survient une légère sueur qui termine l'accès. Pendant toute la durée de ce dernier, le malade éprouve de violentes palpitations de cœur et des douleurs sternales assez violentes ; mais ces douleurs sont bien moins vives que celles qu'il ressent à l'abdomen. Il n'existe pas d'embarras gastrique ; ni la tête, ni les bras, ni les membres inférieurs ne sont douloureux ; l'influence de l'ataxie vaso-motrice paraît se localiser principalement sur l'intestin.

J'ordonne dix centigrammes de sulfate de quinine à prendre chaque trois heures dans une potion.

3 octobre 1878. — Le jeune Ramond Berty vient une seconde fois me voir ; les douleurs et la diarrhée périodique ont entièrement disparu.

Continuation du sulfate de quinine à la même dose.

5 octobre. — Toute trace de maladie a disparu, guérison complète.

Cette observation ayant été recueillie en 1872, alors que je n'étais pas encore arrivé à diagnostiquer l'ataxie vaso-motrice par l'ensemble des symptômes qui la constituent, est nécessairement incomplète. Je regrette de n'avoir à transcrire ici que ce que j'ai pu trouver dans les notes fort écourtées que je prenais à cette date. Cependant, ce cas est remarquable, car le sulfate de quinine qui aggrave ordinairement la diarrhée, a pu au contraire, chez ce malade, enrayer la répétition d'accès constitués spécialement par la reproduction périodique d'un flux diarrhéique. Il est probable que, dans ce cas, le sulfate de quinine était absorbé par l'intestin grêle avant qu'il ne fût arrivé là où s'était localisée l'affection, c'est-à-dire au gros intestin.

OBSERVATION XIX. — Le 29 mars 1874 je suis appelé à la métairie de la Vigario, commune de Léchoure (Tarn), pour donner mes soins au nommé Pierre Imart, maître-valet, âgé de vingt ans. Ce jeune homme me raconte que le 25 mars, étant allé à une foire du voisinage et ayant séjourné pendant plusieurs heures sur la place du marché avec un soleil des plus ardents, il fut pris tout d'un coup d'une grande douleur de tête accompagnée de frissons très-intenses. Ses dents martelaient, il tremblait de tous ses membres ; il rentra ainsi à son domicile et se coucha pour se réchauffer. A sept heures du soir, Pierre Imart éprouva une chaleur très-intense suivie d'une sueur assez abondante, après quoi il se sentit soulagé. La nuit se passa assez bien, ainsi que la matinée du lendemain, sauf quelques tournements de tête, qui survenaient de temps en temps. Depuis lors le malade n'a plus éprouvé ni frissons ni chaleur ; il est seulement incommodé par quelques éblouissements et un peu de bruit dans les oreilles. Les jambes sont devenues très-faibles et peuvent à peine le supporter, les selles sont normales ; il n'existe rien du côté du poumon. La langue est blanche et rouge à la pointe.

Purgatif à l'huile de ricin, 30 grammes. — Sulfate de quinine, 1 gramme en six paquets, un paquet matin et soir.

Le malade prend sa purgation, et le lendemain le sulfate de quinine ; après quoi, malgré ma recommandation expresse, il cesse toute médication pendant douze jours.

Le 12 avril je suis appelé de nouveau pour voir ce malade ; les tournements de tête persistent ; le bruit dans les oreilles n'a fait que s'accroître, les jambes sont très-faibles. Depuis le 25 mars ce malade n'a plus éprouvé de frissons ; mais chaque jour, de dix à onze heures du matin, surviennent de fortes bouffées de chaleur, suivies d'une légère sueur, laquelle ne cesse complètement qu'à cinq heures du soir. A ce moment-là le malade se trouve soulagé et se lève ; la soirée, la nuit et la matinée se passent assez bien. Cet état tenant le milieu entre la santé et la maladie dure ainsi jusqu'au 9 avril, lorsque à cette date Imart Pierre, qui gardait la chambre, ne peut plus se lever tant il se sent faible. Les jambes sont devenues douloureuses; du genou au cou de pied cette douleur le fait beaucoup souffrir. Les bras sont endoloris et sans force. Au-dessous du mamelon existe, du côté droit, une douleur assez marquée; depuis trois ou quatre jours le malade tousse et souffre de la tête. Au moment où j'examine ce jeune homme, aujourd'hui 12 avril, je trouve le pouls avec 104 pulsations à la minute; les parents me racontent que la veille le malade a été extrêmement altéré. Ce matin à cinq heures et demie, Imart Pierre est devenu tout d'un coup d'une extrême faiblesse; il ne pouvait plus répondre aux questions qui lui étaient adressées et a perdu connaissance. Cette faiblesse a duré une demi-heure environ. A midi, seconde faiblesse qui n'a duré que quelques minutes. Jusqu'au 9 avril le malade transpirait chaque jour, de onze heures du matin à cinq heures du soir; depuis cette date, cette transpiration revenant sous forme d'accès n'a plus reparu, la maladie a pris une allure continue. Les selles n'ont rien d'anormal, mais l'urine est un peu chargée. Je constate des râles sibilants en arrière du poumon gauche. La langue très-rouge sur les bords, est chargée au centre d'un enduit brunâtre; les dents sont encroutées de quelques fuliginosités. Il n'y a pas eu d'épistaxis; il existe un peu de gargouillement dans la fosse iliaque droite, pas de douleur à la pression.

Sulfate de magnésie.................... 35 grammes
à prendre dans trois quarts de litre d'eau.

Et pour le lendemain, potion de 150 grammes contenant 1 gramme de sulfate de quinine. Une cuillerée chaque six heures.

Frictions avec un liminent térébenthiné sur les muscles douloureux du mollet.

15 avril. — Je vois le malade à quatre heures du soir; il dit se trouver un peu mieux; néanmoins il est toujours très-faible; les muscles de la partie postérieure de la jambe et ceux des bras sont moins endoloris; le malade ne se plaint plus du

côté ; il tousse un peu moins ; la céphalagie a disparu ; le pouls
est à 96. Les parents se sont aperçus que, deux fois par jour,
le matin à cinq heures, et de nouveau à midi, le malade a
la face congestionnée pendant un quart d'heure environ. Pendant tout ce temps-là, l'accablement est tel, que Pierre Imart
est dans l'impossibilité absolue de répondre aux questions qui
lui sont adressées; au bout d'un quart d'heure tout rentre
dans l'ordre. Depuis le 12 avril, ces phénomènes morbides
se sont présentés chaque jour aux mêmes heures. Le malade
boit beaucoup et urine peu; la muqueuse de l'urèthre paraît
fortement congestionnée; il ressent une forte cuisson en urinant; l'urine sort goutte à goutte; elle est très-chargée. Du
côté du poumon, je constate que les râles sibilants, qui existaient en arrière et à gauche, ont diminué; mais, au contraire,
à droite et en arrière ces râles ont apparu; je trouve même
de ce côté un peu de matité. L'enduit brunâtre de la langue a
en partie disparu; mais celle-ci est sèche et tremblotante, le
centre en est très-rouge. Les gencives se sont un peu nettoyées;
il ne s'est pas produit d'épistaxis. La pression du ventre au
niveau de la fosse iliaque droite est aujourd'hui un peu douloureuse, il y a un peu de gargouillement. Depuis neuf heures
du matin, ce malade commence à se plaindre de la gorge; en
l'examinant on voit la luette et les piliers du voile du palais qui
ont une couleur violacée.

Bien qu'il n'existe qu'une très-faible diarrhée, les symptômes d'irritation intestinale me paraissent assez marqués pour
contre-indiquer momentanément l'usage de la quinine; j'ordonne donc des cataplasmes laudanisés sur le ventre à changer
chaque six heures, et un lavement émollient matin et soir. En
même temps, je cherche à agir localement sur la muqueuse
intestinale avec de légers purgatifs. J'ordonne donc 20 gram.
de sulfate de magnésie pour le lendemain.

17 avril. — Le purgatif a été bien supporté; l'enduit de la
langue a complètement disparu; l'état de la gorge s'est un peu
amélioré; le gargouillement a presque disparu; mais le malade
se trouve toujours sous le coup de nouvelles congestions qui
se déplacent avec une grande facilité; les poumons, surtout
le droit, sont toujours engorgés.

Vésicatoire en arrière et à droite. — Purgatif avec 16 gram. d'huile de ricin mélangé avec partie égale de sirop de Tolu.

19 avril. — Les accès qui se produisaient à cinq heures du matin et à midi persistent; la miction est encore difficile, les râles sibilants dans les deux poumons persistent, mais la pression du ventre n'est plus douloureuse, et le gargouillement a disparu.

L'état de l'intestin paraissant s'être amélioré sous l'influence des purgatifs légers donnés les jours précédents, j'essaie de nouveau de donner le sulfate de quinine, afin de débarasser l'organisme de l'influence de l'ataxie vaso-motrice; j'ordonne donc 1 gramme de sulfate de quinine dans une potion de 150 g. à prendre en trois fois, à demi-heure d'intervalle, immédiatement après l'accès de midi.

21 avril. — Je vois le malade à cinq heures du soir; le sulfate de quinine a été bien supporté : l'accès de cinq heures du matin et celui de midi n'ont pas reparu ce jour-là; les râles sibilants qui existaient dans les deux poumons ont en grande partie disparu; la miction n'est plus douloureuse; il m'est facile de constater un mieux très-sensible; le pouls est à 80.

Continuer le sulfate de quinine à la dose de 0,80 par jour.

23 avril. Les accès ne se sont pas reproduits; les râles sibilants qui existaient dans les deux poumons ont complètement disparu; le malade demande à manger.

25 avril. — Les forces reviennent peu à peu; Imart Pierre veut commencer à se lever. Je fais cesser l'usage du sulfate de quinine.

28 avril. — Guérison.

Ce qui m'a frappé dans cette observation, c'est la marche suivie par la maladie sous l'influence du sulfate de quinine. Au début, la médication quinique que j'avais ordonnée lors de ma première visite n'ayant pas été suffisamment soutenue, l'ataxie vaso-motrice a continué à persister dans l'organisme. A la suite des localisations intestinales et pulmonaires de cette affection, il s'est développé un état fébrile à forme rémittente, vulgairement désigné sous le nom de fièvre muqueuse, lequel était sur le point de dégénérer en état typhoïde. Les lésions intestinales étant trop avancées pour permettre l'usage du sulfate de quinine, j'ai cherché, au moyen des purgatifs légers plusieurs fois répétés, à modifier la surface de la muqueuse intestinale, afin d'arriver à la tolérance de ce sel. Ce résultat obtenu et le sulfate de quinine ayant pu être administré, l'influence de l'ataxie vaso-motrice n'a pas tardé à être enrayée. Les localisations secondaires, telles que les lésions de sécrétion de la muqueuse pulmonaire donnant lieu à la production des râles sibilants, sont alors entrées en voie de guérison. Aussi le mouvement fébrile, en grande partie symptomatique de la présence de ces mucosités, a immédiatement disparu.

OBSERVATION XX. — Le 29 mars 1874, en même temps que j'étais appelé pour donner mes soins au sieur Imart Pierre faisant l'objet de l'observation précédente, sa sœur Imart Justine, âgée de 18 ans, demeurant aussi à la métairie de la Vigario, commune de Péchourcy, me priait de l'examiner se sentant elle-même un peu malade. Dans l'espace de trois mois, sur seize personnes qui composaient la famille de maître valets demeurant à la Vigario, j'avais eu à soigner douze malades, tous atteints de troubles circulatoires dépendant de l'ataxie vaso-motrice. Dans ce quartier, et en particulier cette métairie, l'affection existait à l'état épidémique. Sauf de très-brusques variations de température, auxquelles par sa situation ce quartier se trouvait plus particulièrement soumis, je n'ai pu malgré la meilleure volonté trouver d'autre cause pouvant servir au développement de cette maladie. L'hiver s'était passé à peu près sans pluie ; le printemps était extrêmement sec ; il n'était nullement possible d'invoquer l'existence de terrains marécageux dans les en-

virons, pas plus que des alternatives de pluie et de soleil donnant
lieu à des émanations de nature marécageuse. Malgré la saison,
il existait à cette époque de l'année une véritable sècheresse ;
le vent du nord qui, tantôt soufflait avec assez de violence,
tantôt s'apaisait, déterminait des écarts très-sensibles dans
les indications du thermomètre.

Justine Imart me raconte qu'elle se porte bien habituellement ; elle a été réglée à l'âge de quatorze ans ; depuis une
quinzaine de jours seulement elle est malade. Au début elle a
éprouvé des étourdissements et des frissons qui se sont reproduits pendant deux soirs consécutifs ; ces frissons ont été suivis
d'une très-forte chaleur ; mais il n'y a pas eu de transpiration.
Depuis cette époque, Justine Imart est très-faible, elle n'a pas
d'appétit, sa langue est blanche, et rouge à la pointe, son teint
est un peu jaunâtre ; elle a maigri, elle n'accuse ni diarrhée, ni
constipation. A chaque instant elle éprouve des frissons, des
bourdonnements d'oreille ; à certains moments elle croit voir
comme un brouillard devant les yeux. Depuis trois ou quatre
jours, la faiblesse n'a fait qu'augmenter ; la démarche est devenue chancelante, elle est comme ivre, les jambes peuvent à
peine la soutenir. Il y a deux jours, elle a commencé un peu
à tousser ; en l'auscultant on trouve quelques râles sibilants en
arrière et à droite, le ventre n'est ni balonné, ni douloureux,
il n'y a pas de rehaussements bien marqués, cependant à certains moments la malade éprouve une faiblesse telle qu'il lui
semble qu'elle va s'évanouir. La parole est lente, le pouls bat
100 fois à la minute. Il n'y a pas eu d'épistaxis.

J'ordonne un purgatif avec 25 grammes d'huile de ricin pour
le lendemain, et 2 grammes de sulfate de quinine en 20 pilules,
que l'on fera prendre une à une chaque quatre heures. Je ne
revois cette malade que le 12 avril, à l'époque où je suis appelé une seconde fois pour son frère ; elle me raconte que
dès qu'elle a eu fini de prendre ces 20 pilules elle s'est trouvée
complètement guérie. Depuis lors Justine Imart est florissante
de santé.

OBSERVATION XXI. — Le 20 avril 1874, je suis appelé à la métairie de Fumat, commune d'Aguts (Tarn), pour voir la nommée

Rose Rocaché, âgée de 33 ans. Le 3 avril 1874, c'est-à-dire dix-sept jours auparavant, cette femme a commencé à éprouver quelques frissons et quelques bouffées de chaleur. La tête était douloureuse, l'estomac et le ventre étaient brûlants. Les jambes, les bras, la région lombaire étaient endoloris; cependant à certains moments de la journée elle n'éprouvait aucun symptôme douloureux. La malade me raconte qu'elle va à la selle comme à l'ordinaire, sans constipation ni diarrhée; néanmoins l'appétit est perdu; la langue est blanche à sa surface, et rouge à la pointe; elle se plaint d'avoir tantôt chaud et tantôt froid; elle sue très-facilement. Le dimanche, 12 avril, Rose Rocaché s'est aperçue qu'en toussant elle crachait du sang; cette hémoptysie n'a cessé de se produire que le lendemain vers le milieu de la journée. Elle pense avoir craché environ 150 gr. de sang. Pendant tout le temps qu'a duré ce symptôme, la malade ressentait des douleurs générales et mobiles; les jambes, les bras, les reins, tout le corps, en un mot, étaient comme saisis d'un froid glacial. Dans l'après-midi du lundi, quelques heures après la cessation de l'hémoptysie, la malade ayant été obligée d'aller sur le vase, a reconnu qu'elle rendait du sang par l'anus. Ce symptôme a duré du lundi au jeudi matin; elle évalue à plus d'un litre le sang qu'elle a rendu avec les selles. Depuis ce moment la faiblesse est devenue excessive; Rose Rocaché accuse constamment un grand froid aux pieds, en même temps qu'un état de transpiration presque continuelle sur le reste du corps. Lorsqu'elle ne transpire pas elle a froid. La malade éprouve des battements de cœur, du bruit dans les oreilles, des brouillards devant les yeux, de la céphalagie, enfin des douleurs multiples et mobiles qui sont surtout sensibles à l'abdomen.

> Huile de ricin.............. 30 grammes
>
> à prendre à jeun dans une tasse de café bien sucré
>
> Sulfate de quinine............ 1 gramme
> Acide sulfurique.............. 3 gouttes
> Sirop de limons.............. 60 grammes
> Eau........................ 90 grammes
>
> Mêlez — à prendre 2 cuillerées à soupe chaque six heures

23 avril. — Je trouve la malade levée quoique très-faible; elle transpire presque constamment. Les battements de cœur persistent; le bruit dans les oreilles a diminué ; la céphalagie, les douleurs générales sont moins violentes ; il n'y a plus eu de pertes de sang ni par la bouche , ni par l'anus; les frissons, les bouffées de chaleur ont diminué aussi.

Continuation du sulfate de quinine à la même dose.

27 avril. — La faiblesse disparaît peu à peu ; l'appétit est un peu revenu, ainsi que les forces; la malade transpire souvent, mais elle a pu reprendre une partie de son travail dans la maison. Elle ressent encore de temps en temps quelques battements de cœur ; le bruit dans les oreilles se fait beaucoup moins entendre : la céphalagie n'existe plus, mais dès que le soir arrive, Rose Rocaché a la tête lourde et éprouve le besoin de se coucher. Les hémorrhagies n'ont pas reparu ; les frissons et les bouffées de chaleur sont rares; la malade éprouve un bien-être marqué.

Continuation du sulfate de quinine.

30 août. — Guérison complète.

Cette malade depuis lors n'a cessé de se bien porter; malgré son hémoptysie , elle n'a jamais éprouvé aucun autre accident du côté du poumon ; c'est une forte paysanne; au moment où je transcris les notes que j'avais prises sur son compte, sa guérison qui date déjà de cinq années ne s'est nullement démentie.

Ainsi donc, dans l'espace de dix jours le sulfate de quinine a ramené à la santé une femme atteinte de symptômes inquiétants du côté du poumon. Je suis convaincu que si je n'étais parvenu à me rendre maître de ces poussées congestives qui, sous l'influence de l'ataxie vaso-motrice, avaient lieu sur l'organe pulmonaire, la phthisie aurait fini par se développer, ainsi que je l'ai vu d'autres fois dans des cas analogues, chez des femmes extraordinairement vigoureuses et n'ayant aucun antécédent héréditaire.

Observation XXII. — Le 16 août 1874, je suis appelé à la métairie de Bolboli, commune d'Aguts (Tarn), pour voir une jeune enfant de huit ans, du nom de Nathalie Hébrard. Dans la journée du 15, l'enfant, très-bien portante, va garder des bestiaux dans les champs ; il pleut, l'enfant se mouille, et rentre bientôt à la maison pour changer de vêtements. Le soir, elle soupe de très-bon appétit, comme à l'ordinaire, mais cependant ne mange pas avec excès ; à huit heures du soir elle se couche et dort très-bien jusqu'à minuit. Tout d'un coup, les parents entendent que l'enfant vomit : ils viennent à son secours ; au bout de quelques instants, ses membres se raidissent, et pendant dix minutes environ elle reste évanouie. Peu à peu les membres reprennent leur souplesse, mais Nathalie Hébrard demeure dans un état de prostration complète, ne répondant à aucune question. Durant le reste de la nuit, l'enfant est tantôt pâle, tantôt rouge ; à huit heures du matin seulement elle reconnaît sa mère et commence à parler comme à l'ordinaire, se plaignant de très-vives douleurs au ventre et à la tête. Les parents qui me racontent les divers symptômes qu'ils ont eu à observer pendant la nuit, ont surtout été frappés des changements brusques de coloration qui se produisaient à la face ; ils ont remarqué surtout la pâleur extrême du sillon naso-labial, qui, a leur dire, devenait à certains moments presque jaunâtre.

Je vois la petite malade à cinq heures du soir ; frappé du désordre qui paraît exister dans la circulation générale, ainsi que de la brutalité avec laquelle se sont produits les symptômes observés, redoutant enfin l'influence quelquefois pernicieuse de l'ataxie vaso-motrice, j'ordonne dix pilules de cinq centigrammes de sulfate de quinine à prendre de trois en trois heures. En même temps je recommande de placer des sinapismes aux mollets, si la face se congestionne.

17 avril. — Après mon départ, l'enfant a été assez bien jusqu'à minuit ; mais à une heure du matin elle a recommencé à souf-

frir des reins et du ventre ; ses pieds sont devenus glacés. A deux heures sont survenus deux vomissements bilieux ; à trois heures l'enfant se plaignait beaucoup du ventre, des reins, et surtout du côté de la poitrine ; elle était extrêmement essoufflée, avait une très-forte fièvre et une soif inextinguible. A cinq heures du matin, la face est devenue violacée ; il n'y a pas eu à proprement parler de délire, mais une sorte d'agacement et d'irascibilité extraordinaires. Je vois la petite malade à dix heures du matin, la peau est très-chaude, le pouls bat 132 fois à la minute ; la langue est blanche à la surface et rouge à la pointe, l'enfant se plaint de la gorge ; les amygdales sont rouges, tuméfiées ; le conduit auditif est quelque peu douloureux. Depuis le début de la maladie, Nathalie Hébrard n'a pas été à selle ; les changements brusques de coloration de la face subsistent toujours.

> Huile de ricin.............. 16 grammes
> Sirop de Tolu........,...... 16 grammes
> Mêlez — à prendre à jeun.

Pour le lendemain je prescris la potion suivante :

> Sulfate de quinine..................... 1 gramme
> Infusion de café torréfié en pondre.. 100 grammes
> Sirop de sucre............................ 50 grammes
> Mêlez — une cuillerée chaque cinq heures.

20 avril. — Je vois la petite malade à six heures du soir ; elle se plaint surtout de la région abdominale ; les reins et le côté sont moins douloureux ; la soif persiste assez intense. Les parents m'apprennent que depuis deux jours l'enfant est très-bien jusqu'à neuf heures du matin ; mais à cette heure-là survient un rehaussement bien appréciable. La langue, toujours blanche à la surface, est rouge à la pointe, je constate qu'elle est un peu plus humectée que les jours précédents. Les impatiences et l'agacement ont disparu, mais il existe une très-grande faiblesse. Dans l'après-midi, pendant une heure environ, la malade a souffert de la gorge. La douleur abdominale constitue le symptôme qui, pour le moment, contrarie

le plus l'enfant; la douleur d'oreille et la céphalagie ne se font plus sentir. Je constate 108 pulsations à la minute. Les amygdales, comme toute l'arrière-gorge sont tuméfiées et très-rouges. Il existe un peu de difficulté dans la miction, le liquide urinaire détermine en passant une certaine cuisson dans le canal. A l'auscultation, on entend quelques râles muqueux très-fins, en arrière, en haut et à droite. L'indication du sulfate de quinine me paraissant moins pressante que les premiers jours et la langue étant encore un peu blanche, je prescris encore un purgatif à l'huile de ricin, après quoi je fais reprendre le sulfate de quinine le lendemain.

27 avril. — Sous l'influence de cette médication, toutes les douleurs ont disparu; il n'y a plus ni fièvre, ni soif, ni bouffées de chaleur. Les changements brusques de coloration de la face n'ont pas reparu, pas plus que le rehaussement de neuf heures du matin. Les râles muqueux ne s'entendent plus dans la poitrine. Nathalie Hébrard mange avec plaisir, elle a toujours faim; les forces reviennent peu à peu; elle se lève tous les jours sans qu'elle éprouve la moindre fatigue.

30 août. — Guérison complète.

Dans cette observation, le sulfate de quinine paraît avoir agi de deux façons bien distinctes au commencement de la maladie et dans sa seconde période. Au début il a enrayé la reproduction périodique de symptômes qui, quoique ne dépendant pas de la malaria, pouvaient devenir pernicieux, c'est-à-dire mortels pour la petite malade. Plus tard ce sel m'a paru avoir exercé une influence abortive sur le développement de symptômes ayant donné lieu à la production d'une fièvre symptomatique à forme rémittente, laquelle commençait déjà à prendre les allures de cet état morbide mal défini, vulgairement désigné sous le nom de fièvre muqueuse. Enfin l'administration de ce sel a, je crois,

9

évité à l'enfant, en simplifiant la maladie, d'avoir à lutter contre des symptômes pouvant s'aggraver de plus en plus et susceptibles, plus tard, de mettre sa vie en danger.

OBSERVATION XXIII. — Le 15 octobre 1873, je suis appelé pour donner mes soins à la demoiselle X.... âgée de vingt ans, demeurant à Auriac (Haute-Garonne). Elle est malade depuis le commencement d'août 1873 et attribue son état à une imprudence qu'elle commit à cette époque. Elle avait, dit-elle, ses règles, et ayant voulu arroser quelques fleurs, elle se mouilla les pieds pendant qu'ils étaient en transpiration. Immédiatement les menstrues s'arrêtèrent et il se déclara une forte douleur au bas-ventre; cette douleur disparut après qu'elle se fut mise au lit, et qu'elle eut bu quelques tasses d'une infusion très-chaude de tilleul. Pendant un mois, les menstrues cessèrent de paraître. Dans le courant de septembre, j'ordonnai du fer réduit aux repas, et chaque matin une cuillerée de sirop d'arseniate de soude. Sous l'influence de cette médication, il y eut un mieux assez sensible; mais malgré la continuation du traitement, la chlorose, ou plutôt l'ataxie vaso-motrice chronique dont était atteinte cette jeune fille, reprit le dessus. Actuellement je constate une grande faiblesse, des suffocations, des douleurs à l'abdomen, à la tête, aux bras, aux jambes. L'appétit a disparu; par suite d'un embarras gastrique à forme bilieuse qui s'est développé, la langue est blanc jaunâtre à la surface et rouge à la pointe. La malade transpire souvent, sans faire le moindre exercice, elle ne mange pas, s'étiole et languit. Dans l'après-midi, il se produit comme un petit mouvement de fièvre; la tête devient lourde et pesante, néanmoins la malade continue encore à vaquer à ses occupations d'intérieur. Les pieds sont toujours en sueur et elle se plaint d'une constipation très-rebelle.

Ipécacuanha en poudre................ 1 gramme
Tartre stibié......,.................... 0,05 centigram.
    Mêlez — divisez en 3 paquets.

Pour le lendemain, j'ordonne vingt pilules de sulfate de quinine, de dix centigrammes, que la malade prendra à raison de deux pilules de six en six heures.

19 octobre. — La malade se trouve un peu moins fatiguée; les douleurs ont disparu; elle commence à manger avec plaisir. Continuation du sulfate de quinine.

22 octobre. — Les forces sont bien revenues. Continuation du sulfate de quinine.

24 octobre. — Les mois ont fait leur apparition; guérison complète.

Dans ce cas de chlorose bien constaté, ou plutôt d'ataxie vaso-motrice chronique, l'action du sulfate de quinine s'est fait sentir d'une manière immédiate. En régularisant les fonctions du système nerveux vasomoteur, ce sel a rétabli l'équilibre des fonctions dévolues aux divers organes, et en particulier de l'appareil générateur; la guérison a été opérée en neuf jours.

Observation XXIV. — Elisabeth Justine, mariée, âgée de vingt-cinq ans, ménagère, demeurant à la métairie de Labarthe, commune de Mouzens (Tarn), me fait appeler, le 18 février 1874. Cette femme me raconte que vers le commencement du mois, elle a commencé à éprouver quelques crampes d'estomac, lorsque tout d'un coup, le 5, vers six heures du soir, elle a eu un éblouissement subit accompagné d'une grande faiblesse qui l'a obligée à se coucher. Pour la première fois, ce jour-là, se sont produites quelques éructations. Le lendemein, 6 février, vers deux heures après midi, elle a eu encore une faiblesse, mais moins accusée que celle de la veille; cette faiblesse a été encore suivie de quelques éructations. Pendant les jours qui ont suivi, la malade a continué à rester faible, mais elle n'a pas eu de renvois. Le dimanche, 15 février, à onze heures du matin, ont reparu des éructations extrêmement fatigantes, que rien ne pouvait arrêter. La reproduction de ces gaz se succédait avec tant de violence et de ténacité, que la malade, à bout de forces, finit par tomber en syncope. Vers huit heures du soir, les éructations avaient disparu. Le 16 février reparurent les éructations; elles étaient si violentes et accompagnées d'une telle faiblesse qu'il en résulta encore une syncope; à quatre heures du soir tout symptôme morbide avait disparu. Le 17 février, l'accès fut beaucoup plus violent; les éructations se succédaient sans relâche; la malade perdit encore complètement connaissance. Comme la veille, le calme reparut dans la soirée, mais la langue était pâteuse; Elisabeth, sans appétit, ne put prendre son repas du soir. Le lendemain mercredi, 18 février, j'arrive à quatre heures du soir chez la malade, au moment où elle est en plein accès. J'essaie sans résultat d'une potion antispasmodique que j'ai sous la main, et la fais continuer pendant la journée du lendemain. Le 19 février, l'accès reparaît vers deux heures; il dure jusqu'à quatre, et au moment où il touche à sa fin se déclare une douleur épigastrique des plus violentes, ce qui n'existait pas les jours précédents. Aujourd'hui 20 février, Elisabeth Justine se plaint d'avoir les bras et les jambes fortement endolories et très-faibles; de plus, avant l'arrivée des éructations, elle accuse de fortes suffocations. La fin de l'accès, au contraire, est marquée par un froid glacial.

Je prescris immédiatement deux grammes de sulfate de quinine dans une potion de 300 grammes, et je recommande de faire absorber à la malade deux cuillerées de cette potion chaque six heures.

23 février. — L'accès de la veille, 22 février, a paru, mais beaucoup moins fort.

Continuation du sulfate de quinine à la même dose.

24 février. — L'accès n'a pas reparu le 23.

Continuation du sulfate de quinine.

25 février. — Il n'y a pas eu d'accès la veille; les forces sont bien revenues; il n'existe plus aucun symptôme de maladie; guérison complète.

OBSERVATION XXV. — Le 25 juillet 1879, pour la première fois la femme X..., âgée de 28 ans, demeurant à S..... (Haute-

Garonne), vint me trouver dans mon cabinet ; elle était très-faible depuis un certain temps et avait, tantôt des frissons, tantôt des suffocations ; ses membres étaient endoloris ; elle éprouvait des battements de cœur, entendait du bruit dans les oreilles, et, de temps en temps, croyait voir des brouillards devant les yeux. En même temps, elle était très-constipée et dormait mal pendant la nuit. Quoique vigoureusement constituée, cette femme avait le teint pâle et la physionomie languissante ; quand je l'examinai, le pouls battait 65 fois à la minute ; la langue était à peu près normale ; elle mangeait, disait-elle, mais sans appétit. En un mot, elle accusait une chlorose bien caractérisée, ou pour mieux dire, une ataxie vaso-motrice à marche chronique ; je me contentai d'ordonner, suivant la méthode classique, du fer et du vin de quinquina ; puis je perdis de vue la malade.

Quinze jours après, c'est-à-dire le 10 août 1879, cette femme me fait appeler à son domicile ; je la trouve alitée depuis la veille, elle me raconte qu'elle a suivi la médication prescrite, mais qu'elle a continué de se traîner, et finalement a été obligée de garder le lit. Aujourd'hui 10 août, en l'examinant, je m'aperçois que les symptômes que j'avais trouvés au début persistent encore ; il s'est ajouté de plus un embarras gastrique à forme bilieuse des plus prononcés ; la langue est épaisse et jaunâtre, l'appétit nul ; le pouls bat 85 fois à la minute. J'ordonne un vomitif à l'ipéca et au tartre stibié que la malade prend le soir même.

11 août. — Malgré de forts vomissements, la langue est toujours épaisse et très-jaune, l'appétit est nul, tous les symptômes des jours précédents persistent, le pouls bat 80 fois à la minute, j'ordonne de nouveau un vomitif à prendre dans la soirée.

12 août. — Comme la première fois, la malade a beaucoup vomi, la langue est moins jaune, mais elle est encore recouverte d'un enduit blanchâtre ; les frissons, les bouffées de chaleur, le bruit dans les oreilles, la faiblesse de la vue à certains moments persistent de même que les battements de cœur. Le pouls bat 75 fois à la minute.

13 août. — Je vois la malade à dix heures du matin. Depuis

la veille au soir, elle se plaint d'être beaucoup plus malade, elle m'avoue que plusieurs fois dans la journée, étant en transpiration, elle s'est levée de son lit en chemise, pour mettre un peu d'ordre à son ménage; son mari était absent et elle n'avait auprès d'elle personne pour lui venir en aide. Elle me raconte que la veille, à neuf heures du soir, elle a été saisie d'un grand frisson et que ses dents martelaient. En même temps le côté droit de la poitrine est devenu douloureux, pendant la nuit elle n'a pu avoir un instant de repos; au moment où je l'examine, elle a une grande difficulté pour respirer, elle tousse beaucoup et expectore des crachats teintés de sang; j'ausculte cette malade et je trouve du côté droit des râles sibilants et ronflants qui indiquent que le poumon droit est très-fortement engorgé. Je diagnostique une congestion pulmonaire, accompagnée peut-être d'un commencement de pneumonie. Le pouls bat 120 fois à la minute, la peau est très-chaude. J'ordonne douze sangsues sur le côté, une infusion pectorale et des sinapismes aux extrémités. A huit heures du soir je suis appelé de nouveau; la femme X.... est beaucoup plus souffrante; je constate une agitation extraordinaire, le pouls est monté à 150; j'écoute la poitrine, et à mon grand étonnement je reconnais que la fluxion sanguine qui, dans la matinée, existait surtout sur le poumon droit, a entièrement disparu. Le point de côté n'existe plus, comme le pouls la respiration est accélérée, mais le murmure vésiculaire est à peu près normal, la malade ne tousse plus; si elle expectore, les crachats ne sont plus teintés de sang. Je cherche en vain à me rendre compte de l'augmentation de la fièvre en présence de la diminution des symptômes pulmonaires; j'examine les autres organes sans aucun résultat. Le seul symptôme qui appelle mon attention consiste en une très-légère divagation dans les idées. En présence d'une maladie ayant une marche aussi anormale, me souvenant des symptômes d'ataxie vaso-motrice chronique que j'avais constatés au début, et voyant avec quelle rapidité s'opéraient les déplacements fluxionnaires chez cette malade, je commence à me méfier des localisations qui, qui d'un moment à l'autre, peuvent se produire sur les organes importants, aussi je préviens les assistants du danger que court la malade. Afin de modérer les troubles de la circulation, ou plutôt ces congestions brusques et rapides qui me donnaient de l'inquiétude, je me hâte d'ordonner le sulfate de quinine par doses de 20 centigrammes de six en six heures, à prendre dans du café bien sucré, en recommandant de commencer à donner la première prise à minuit.

14 août. — Je me rends chez la malade à huit heures du matin; elle a passé une nuit extrêmement agitée et a eu même un peu de délire; quand je la vois, elle est assez calme; le pouls, très-régulier et fort, bat cependant 120 fois à la minute. Je ne trouve plus aucune trace de congestion du côté du poumon, la toux n'a pas reparu, la respiration est libre. A minuit et à six heures du matin il a été pris chaque fois 20 centigammes de sulfate de quinine. La femme X.... est assise sur son lit, elle me reconnaît, me parle comme à l'ordinaire; cependant avec ses mains, tantôt elle attire vers elle, tantôt elle repousse ses couvertures; je recommande de ne pas négliger d'administrer la quinine aux heures indiquées, et je fais appliquer des sinapismes aux membres inférieurs.

Au dire des assistants, une heure après mon départ, la malade commence de nouveau, comme la veille, à tousser et à cracher des mucosités teintées de sang; les traits s'altèrent de plus en plus; il existe une anxiété extrême et une suffocation poussée au plus haut degré, et en moins d'une heure la mort arrive par asphyxie.

La congestion qui avait disparu si rapidement la veille s'était reproduite de nouveau. Cette sorte d'accès localisé sur le poumon avait reparu avec une telle brutalité qu'il en était résulté la déchirure des vaisseaux et une apoplexie pulmonaire à marche foudroyante. N'ai-je pas le droit de considérer ce trouble circulatoire du poumon paraissant, disparaissant et se reproduisant de nouveau le lendemain sous l'influence de l'ataxie vaso-motrice, comme un accès à marche pernicieuse? Tout me porte à croire que si au début, au lieu d'appliquer le traitement classique de la chlorose en employant le fer et le quinquina, j'avais ordonné d'emblée le sulfate de quinine, je n'aurais pas vu la maladie se compliquer ainsi peu à peu, et finalement donner naissance à des symptômes de nature tellement grave que la mort de la malade s'en est suivie. Quant aux quarante centigrammes de sulfate de quinine absorbés depuis la veille, ils arrivaient trop tard, cette dose était encore trop faible ; on sait, en effet, que ce médicament ne peut conjurer l'issue fatale de pareils accidents qu'à la condition d'être administré à dose suffisante et assez longtemps avant l'arrivée de ce qu'on appelle l'accès.

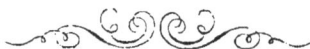

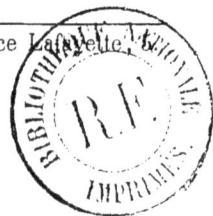

Toulouse, imprimerie J.-M. Pinel, place Lafayelle.

www.ingramcontent.com/pod-product-compliance
Lightning Source LLC
Chambersburg PA
CBHW062016200326
41519CB00017B/4805